— 临床护理健康教育指导丛书 —

漫话手术室

主　审　吴欣娟　李继平

总主编　蒋　艳　唐怀蓉

主　编　罗艳丽　安晶晶

副主编　朱道珺

编　者（以姓氏笔画为序）

　　　　王　辰　王　恒　朱道珺　安晶晶

　　　　李安琪　李梦思　杨　雯　杨加彬

　　　　杨佳琦　罗艳丽　郑　凯

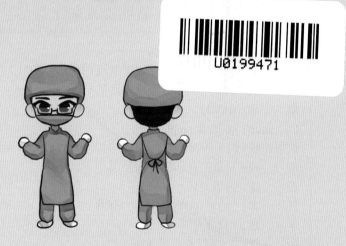

人民卫生出版社

·北京·

图书在版编目（CIP）数据

漫话手术室 / 罗艳丽，安晶晶主编 . —北京：人民卫生出版社，2021.9

（临床护理健康教育指导丛书）

ISBN 978-7-117-32036-8

Ⅰ. ①漫… Ⅱ. ①罗… ②安… Ⅲ. ①手术室 – 护理 – 基本知识 Ⅳ. ①R472.3

中国版本图书馆 CIP 数据核字（2021）第 178734 号

| 人卫智网 | www.ipmph.com | 医学教育、学术、考试、健康，购书智慧智能综合服务平台 |
| 人卫官网 | www.pmph.com | 人卫官方资讯发布平台 |

漫话手术室
Manhua Shoushushi

主　　编：罗艳丽　安晶晶
出版发行：人民卫生出版社（中继线 010-59780011）
地　　址：北京市朝阳区潘家园南里 19 号
邮　　编：100021
E - mail：pmph @ pmph.com
购书热线：010-59787592　010-59787584　010-65264830
印　　刷：北京汇林印务有限公司
经　　销：新华书店
开　　本：710×1000　1/16　印张：7
字　　数：107 千字
版　　次：2021 年 9 月第 1 版
印　　次：2021 年 11 月第 1 次印刷
标准书号：ISBN 978-7-117-32036-8
定　　价：40.00 元
打击盗版举报电话：010-59787491　E-mail：WQ @ pmph.com
质量问题联系电话：010-59787234　E-mail：zhiliang @ pmph.com

序

　　健康是立身之本，全民健康是立国之基。落实《"健康中国 2030"规划纲要》精神，提升健康素养已成为提高全民健康水平最根本、最经济、最有效的措施之一。为满足大众日益增长的健康需求，提高护理人员对患者及家属健康宣教的效果，四川大学华西医院护理部组织编写了"临床护理健康教育指导丛书"。

　　该套丛书兼顾不同受众人群的健康需求特点，以十个临床常见专科或系统的疾病护理为落脚点，由临床一线护理人员绘制原创科普漫画，把专业、晦涩的专科理论转变为通俗易懂的图文知识。整套丛书紧贴临床、生动有趣、深入浅出，翔实地介绍了常见疾病健康宣教知识，真正做到了科普服务于临床、服务于读者，是一套不可多得的、兼具临床健康教育指导及健康知识科普的读物，适于护理人员、患者及家属阅读。

　　在丛书即将面世之际，愿其能有助于提升临床护理工作者科普宣教能力，为专科护理人才队伍建设和优质护理服务质量提升作出重要贡献。同时，也希望这套丛书能帮助广大患者及家属了解疾病基础知识及康复措施，为健康中国战略的推进贡献力量。

李　节

2021 年 2 月

前 言

随着传统生物医学模式向生物－心理－社会医学模式的转变，公众对于健康知识的需求与日俱增，健康观念也在悄无声息地发生着变化，人们开始主动创造健康条件，重视生命质量的提高。而手术室作为外科中的重要部门之一，是医院的重要组成部分，是没有硝烟的战场，是实施手术治疗与抢救危重患者的重要场所，其在公众眼中是"神秘"的，是一个未知、陌生的世界。为满足患者及家属对手术及麻醉相关的多方面、多层次的健康知识需求，四川大学华西医院麻醉手术中心健康教育团队编写了"临床护理健康教育指导丛书"之一《漫话手术室》，以期为各级医疗机构的手术及麻醉相关医务人员提供健康教育指导和参考依据。

本书总结了患者和家属重点关注的外科手术、麻醉等相关问题及其认识误区，以手术室及麻醉护理相关理论知识、实践为基础，参考最新的标准、规范、专家共识、临床实践指南等编撰而成。本书以问题为导向，采用一问一答形式，言简意赅、图文并茂地呈现健康教育相关知识，集科学性、实用性为一体，指导性强；写作风格上力求深入浅出，通俗易懂，便于读者理解，可为从事手术室、麻醉护理的医务人员以及手术患者、家属等人员提供指导与帮助。

本书的编写工作得到了四川大学华西医院院领导、护理部、科室领导及同仁的帮助，特此向关心和支持本书编写工作的单位及个人表示衷心的感谢。

由于作者水平有限，书中难免有不足之处，敬请广大读者批评指正，我们将不断修订和完善。

罗艳丽　安晶晶

2021 年 8 月

目 录

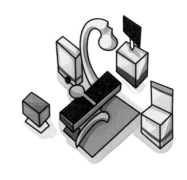

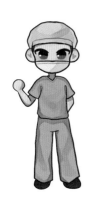

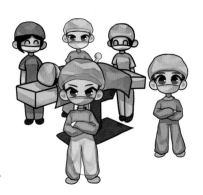

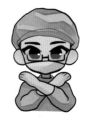

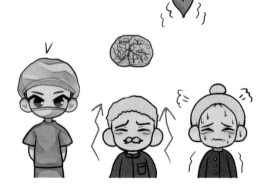

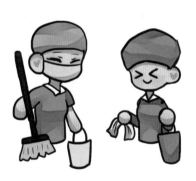

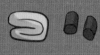

第一章

漫话手术室布局

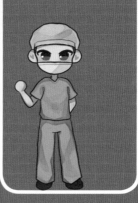

第一节 神秘的手术室

一、手术室在哪儿?

众所周知,手术室是进行外科手术治疗、抢救急危重症患者的特殊场所,因此手术室的地理位置也有特别的要求。合理的手术室位置可以保证优质、安全的医疗服务的提供,还能提高手术效率。

1. 手术室一般建在医院大楼的中间层或者低平建筑的侧翼,避开污染源,不宜设在首层或顶层。

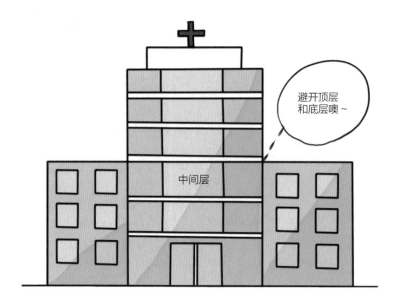

2. 手术室最好独立成区,并且邻近手术科室、重症监护室、血库、消毒供应中心、病理科等相关科室,以便于患者的转运和各科室间的工作联系。

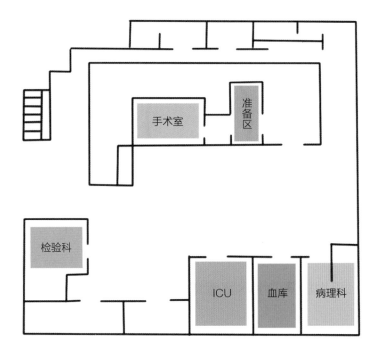

二、手术室里面什么样?

除了手术室整体的分布位置有特殊要求外,手术室的内部环境同样有着严格的规范要求,手术室内部环境需要符合手术的功能需求,严格区分洁净区与污染区,以保障手术的安全。

手术室内可以划分为三个区域

1. 限制区　顾名思义是指对人流、物流的进入进行严格限制的区域,主要是为了维持手术区域较高的环境卫生洁净程度,包括洁净手术间、刷手区、无菌物品存放间等。

2. 半限制区　对人流、物流的进入进行限制的区域,需要维持手术区域一定的卫生洁净程度,包括术前准备间、麻醉恢复室等。

3. 非限制区　对洁净度无特殊要求的工作区域,包括办公区、休息区、更衣区等。手术室内部为了满足手术的洁净需求,建筑内部要遵循不产尘、不易积尘、耐腐蚀、耐碰撞、不开裂、防潮防霉、容易清洁、环保节能和符合防火要求的总原则。

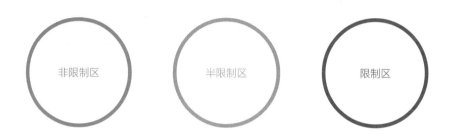

手术室里还划分为四通道，包括医务人员通道、患者通道、洁净物品通道及污物通道，用于人流、物流的通行。

三、为什么电视里演的手术室感觉很可怕？

各种影视剧里一旦出现手术室，总伴随着紧张的配乐与严肃的表情，然而影视剧更多是为了荧幕效果，往往会夸大事实。实际上手术室虽然是医疗诊治的重要场所，但仍有着人性化、温馨的部分，无论是严格完善的设施设备，还是专业尽职的工作人员，都是以手术患者为中心，期待患者的早日康复。

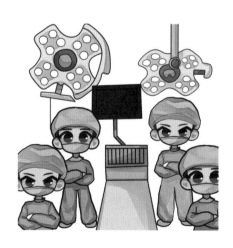

四、为什么一定要在手术室里做手术而不能在病房或者其他区域做手术？

手术室在环境、设备以及人员配置上能够最大限度地保证手术的安全实施。

1. 手术室拥有独立的内部空间，能够保证洁净度，在最大程度上避免干扰，减少手术感染的风险。

2. 手术室配置有各类仪器设备，完善的麻醉、抢救用物，能够保障手术安全。

3. 手术室配备专业的团队，能够满足各类手术需求，应对突发情况。

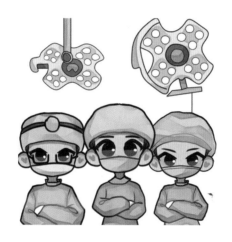

五、为什么说手术室里很"干净"？

现代手术室又被称为"洁净手术室"，最大的特点就是"干净"，主要体现在以下几个方面：

1. 先进的空气调节与净化技术　净化空调系统的应用使洁净手术室的空气洁净级别保持在高水准，空气中的菌落数低，降低了手术感染的风险。

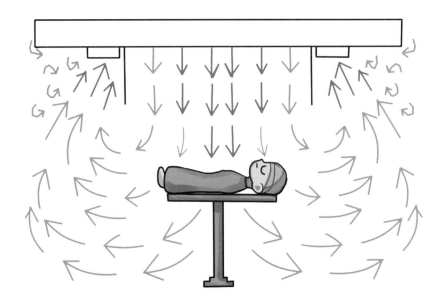

2．严格的环境表面清洁与消毒　手术室属于高度危险区域，对环境的清洁与消毒效果有明确的要求，会根据手术室内不同的区域和管理要求选择清洁方式，保证手术室环境表面清洁无污染，降低手术感染风险。

3．完善的监督管理制度　手术室对各种消毒灭菌项目均有着完善的监测方法与标准，目的是保证手术室环境表面、空气、用物、医务人员的消毒效果符合要求，全面保证手术安全。

六、为什么家属不能进手术室？

手术室是特殊的限制区域，为了保证手术的安全，控制感染因素，维持手术区域的洁净程度，降低术后感染风险，手术室对进出人员有着严格的限定。家属一般不允许进入手术室内，最好在等候区进行等待。但一些特殊情况，如小儿手术、患者交流障碍等，应按照手术室的规定决定家属是否可以进入手术室。

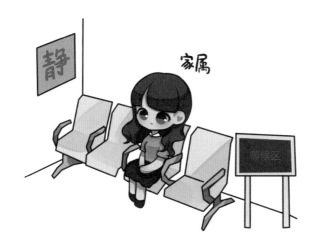

七、进手术室为什么要戴帽子？

　　所有进入手术室的人员都需要按规定进行规范着装，包括更换洗手衣、专用鞋、佩戴手术帽及口罩等。

　　无论医务人员或者手术患者均需要佩戴帽子，因为人的头发上会附着空气中的微生物、尘埃等，为了防止头发、头屑以及头发上的微生物脱落污染手术区域，所有进入手术室的人员必须戴手术帽，以降低手术部位感染风险。

手术室正确着装

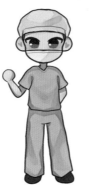

第二节 神奇的手术间

一、为什么要被"护送"进手术间?

手术患者需要由专业人员接送入手术室,主要为了保障转运途中的安全。

1. 根据病情的不同,需要选择合适的转运工具。
2. 手术可能需要携带各种用物,需要专业人员进行交接。
3. 转运途中可能遇到各种情况,需要专业人员及时、有效地进行处理。

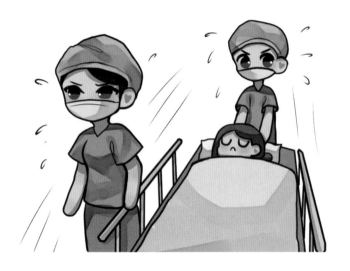

二、为什么手术间里一直有东西在响?

手术室内部配置有许多仪器设备,这些仪器设备都是为了保证手术安全、顺利地进行,保障患者的生命安全,仪器设备在运行时往往会发出不同的声音,提示各种变化,比如:

1　心电监护仪　实时监测生命体征，通常会发出规律的"滴滴"声，代表着实时的心率或脉搏情况。

2　空气净化系统　为了保障手术间的空气洁净程度，会在手术期间一直开启，可能会发出一些声响。

3　中心负压　负压是为了能及时抽吸各类血液、体液、分泌物等，运转中会发出明显的气流"嘶嘶"声。

手术间里从来不会寂静无声，这些声音的存在代表一切都井然有序。

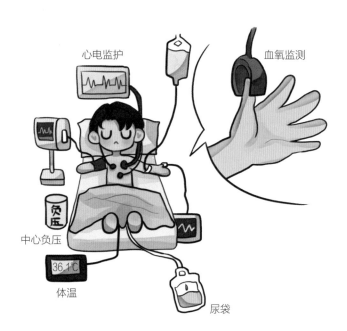

三、为什么手术间里感觉很冷？

手术间一般会维持在恒定的温度 21～25℃，这是人体最适温度范围，同时可以抑制病原体繁殖，手术室护士会根据手术的不同需求及时调节温度。但由于术前禁食禁饮、皮肤消毒、紧张等因素，会导致手术患者感知敏感，觉得手术室"冷"。不过不用担心，手术室护士会提前准备好各种保暖措施，比如棉被、暖风机等。

在手术过程中，我们也会为您做好保暖工作

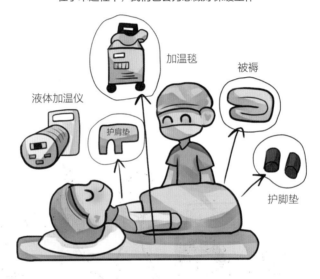

四、为什么做手术前身上要连各种线？

手术前麻醉医生会在手术患者身上连上各种导线，这些导线属于麻醉监护仪，用于监测手术过程中的各项生命体征，比如心率、血压、血氧饱和度、呼吸、体温等，是保证手术、生命安全的基础。

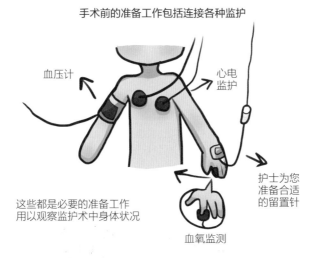

手术前的准备工作包括连接各种监护

血压计

心电监护

这些都是必要的准备工作用以观察监护术中身体状况

血氧监测

护士为您准备合适的留置针

五、为什么手术床这么窄?

手术床宽度通常为50cm,主要是为了手术中操作者距离手术区域更近,便于手术操作。

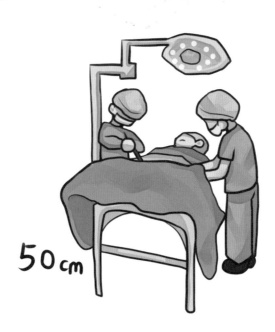

50cm

11

六、为什么躺在床上还要绑起来?

躺到手术床上后,手术室护士通常会进行一定的安全性约束,是为了保护手术患者的安全。

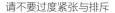

由于手术床通常比较窄
我们经常会进行一些安全性的约束

请不要过度紧张与排斥

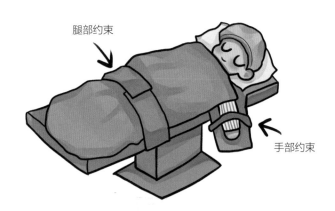

腿部约束

手部约束

1. 手术床比较狭窄,躺到手术床上后,为了避免从手术床上跌落,手术室护士一般会使用约束带进行必要的约束,即"绑起来"。

2. 麻醉诱导期和复苏期,可能会出现无意识的躁动,必要的约束能起到很好的保护作用。

3. 手术过程中,根据手术的需要,可能会调节手术床的位置与角度,一定的约束能更好地保证患者安全。

七、为什么手臂上一阵阵收紧发麻?

手臂上的收紧发麻通常是因为正在进行血压测量。手术开始前,麻醉医生会进行各项生命体征的监测,包括血压。血压袖带一般位于上臂,会根据需要定时测量血压。袖带充气时会自然压迫手臂，导致手臂有发麻感，这是正常现象，不必过度紧张。

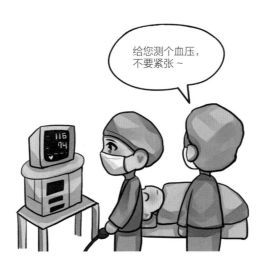

八、为什么手指上要套个夹子?

手指上的夹子是血氧饱和度监测指套，作用是测量并监护人体血氧饱和度，供医务人员查看手术患者呼吸循环情况如何，以保证手术期间的生命安全。

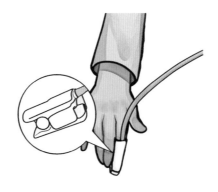

九、为什么手术室里的东西在病房没见过？

手术室的功能性质与病房完全不同，手术室里的仪器设备都是为了保障手术的安全与实施。

除了手术床之外，手术间里还配置了麻醉机、麻醉药车、治疗车、无影灯、电外科设备、医用吊塔、腔镜类设备、显微类设备等。所有仪器设备都是为了能更高效地完成手术。

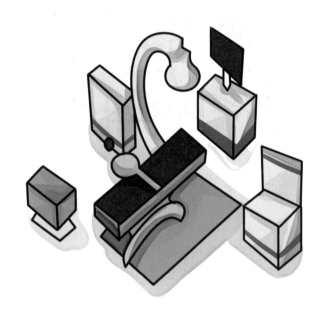

十、手术间里除了日光灯还有一个"八爪鱼"？

除了照亮整个手术间的日光灯外，手术床顶部还会有一个"八爪鱼"形状的手术用灯——也就是无影灯。手术过程中，通过调节无影灯的照射角度，可以照明手术部位，以便观察手术区域情况。

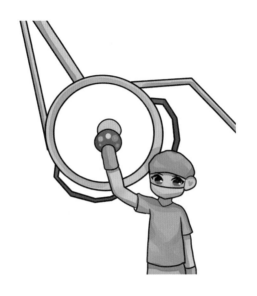

无影灯的特点：

1. 无影灯经过无影、多反射系统设计，能保证手术区域没有阴影。

2. 有冷光源过滤器和冷光反射，可以最大程度减少热辐射。

3. 光线色彩逼真，接近自然光，减少视觉疲劳。

4. 聚焦效果好，亮度可调节，清晰度高，便于辨别细节。

（杨雯　朱道珺　王辰）

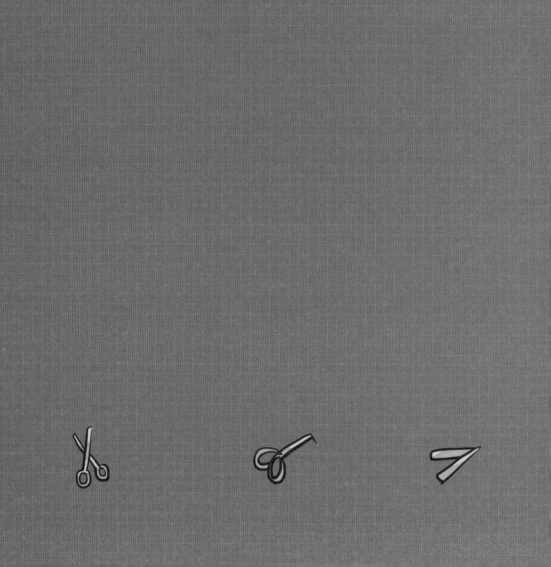

第一章

漫话手术室团队

手术室

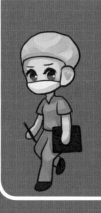

第一节 全副武装的手术人

一、为什么手术室的医务人员和病房里穿得不一样?

手术室是有严格限制的特殊区域，为了最大限度地降低手术部位感染的风险，保护患者和工作人员的安全，手术室工作人员需要进行特殊的着装，包括洗手衣、手术衣、个人防护用品等。

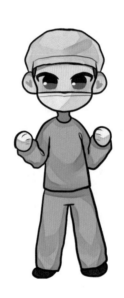

1. 工作人员需要从专用通道进入手术室，并在指定区域更换消毒的手术服装及拖鞋，佩戴手术帽完全遮盖头发，口罩遮盖口鼻面部。

2. 进入手术室洁净区的非手术人员（检查人员、医学工程师等）可穿着隔离衣，完全遮盖个人着装，更换手术室用鞋并规范佩戴口罩、帽子。

3. 工作人员出手术室时，需要穿着专门的外出衣、鞋。

二、为什么手术室里的医务人员要戴口罩?

佩戴口罩是为了提供物理屏障,防止病原体微生物、体液、颗粒物等的直接透过,佩戴时应覆盖住使用者口鼻及下颌。正确佩戴口罩,才可以更好地保护他人、保护自己、保护环境。

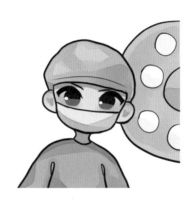

三、为什么手术室里不允许佩戴首饰?

佩戴首饰存在着首饰掉落的风险。为了避免物品掉落而导致物品遗留体腔,手术室的工作人员不允许佩戴任何首饰,也不允许出现浓妆、假睫毛等。

禁止佩戴任何首饰

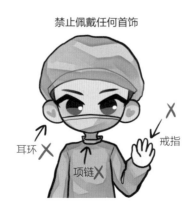

第二节 齐心协力的手术人

一、为什么手术间里有这么多人？

每一台手术都需要由团队共同完成。团队里除了主刀医生外，还有助手医师、麻醉医生、巡回护士、洗手护士、麻醉监测护士等，团队中的每个人岗位不同，职责不同，却都不可或缺。

一个完整的手术团队包含了许多不同职责的人员，包括主刀医师、助手医师、麻醉医师、巡回护士、洗手护士等。

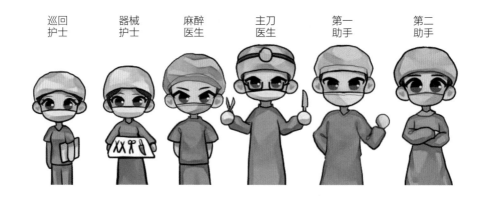

| 巡回护士 | 器械护士 | 麻醉医生 | 主刀医生 | 第一助手 | 第二助手 |

二、谁才是做手术的人？

手术的主要操作由主刀医生完成，也就是一般人所理解的"做手术的人"。但是，一台手术的完成需要多方协作，除了手术医生外，手术室护士、麻醉医生、辅助人员同样不可或缺，手术台上、台下，有许多人直接、间接地参与着每一台手术。手术不是一个人表演的舞台，而是一个团队的战场，每台外科手术都需要很多人通力协作才能完成，每一个直接或间接参与手术的人都有自己的职责与任务，就像罗马不是一天一个人能建立的，手术也不是一个人能完成的。

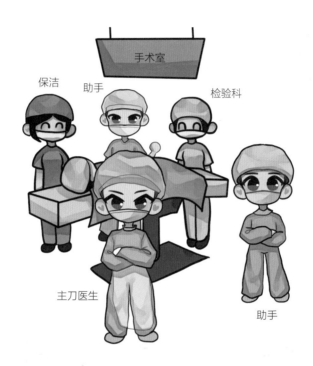

三、手术间里护士是做什么的?

手术医生做手术离不开手术室护士的配合与协作，每一个手术间里至少会有两名护士：洗手护士和巡回护士。

1. **洗手护士** 亦称"器械护士"，负责手术台上的用物准备及管理，以及整个手术过程中的配合，包括各类器械的传递与管理、锐器的使用与管理等。

2. **巡回护士** 负责手术间的整体管理，包括手术安全、人员行为、仪器设备使用等，是手术间当之无愧的主人。

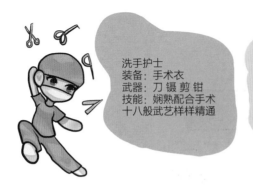

洗手护士
装备：**手术衣**
武器：刀 镊 剪 钳
技能：娴熟配合手术
十八般武艺样样精通

巡回护士
装备：绝对不准拿走的笔、
病历夹、各种记录单

技能：准确记录手术过程
随时添加物资、器械、耗材等
熟练使用各种仪器

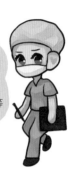

四、麻醉医生是干什么的？

麻醉医生是患者生命的守护者。除了实施麻醉，麻醉医生需要时刻关注患者生命体征变化，根据手术的进程调整用药，保障整个手术过程中的无痛与安全。

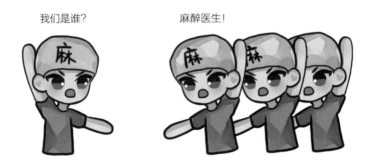

我们是谁？   麻醉医生！

五、除了医生护士手术室里还有其他人吗？

手术室里除了医生护士，还有许多人直接或者间接地参与着手术，是保证手术顺利进行的重要部分。

超声影像科技师：进行术中超声诊断。

放射科技师：进行术中放射检查。

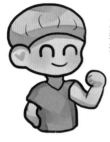

工人大哥
装备：推车
技能：接送病人
　　　清理很重的布类

保洁大姐
装备：拖把 扫把 消毒液
技能：清洁手术间

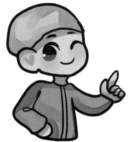

维修小哥
装备：无
技能：维修各种设备设施
电脑坏了？找小哥
空调坏了？找小哥
总之一句话，有问题找小哥

体外循环师：心脏大血管手术时建立体外循环。

保洁人员：负责手术室环境卫生的清洁与消毒。

工人：包括转运人员、器械消毒人员、垃圾转运人员、外勤工作人员。

工程师：负责手术室设备调试与维护。

维修人员：负责手术室设备维修。

（杨雯　朱道珺　王辰）

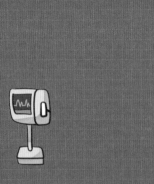

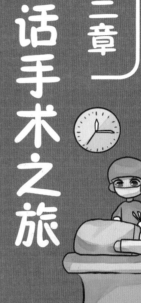

第二章

漫话手术之旅

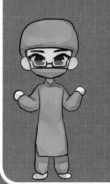

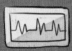

第一节 不可或缺的术前准备

一、为什么做手术要签字?

做手术签字是要保证患者和家属的知情权,患者及家属对手术及相关事项享有知情权,手术的实施需要得到患者及家属同意。

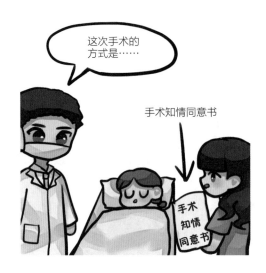

二、手术前签字的都是什么?

手术前的签字往往涉及到许多方面,主要包括以下几类:

1.《手术知情同意书》告知患者和家属拟定手术的方式,告知手术的风险。

2.《麻醉知情同意书》告知患者和家属麻醉的方式以及麻醉过程中可能出现的意外情况。

3.《手术特殊材料使用同意书》告知患者和家属手术中可能会用到的特殊材料如：人工关节、人工血管、特殊用药等。

三、手术前紧张得睡不着怎么办？

手术前紧张、焦虑甚至失眠都属于较为正常的现象，应该积极地面对和处理这些情况。可以积极调整心态，相信医护人员，树立信心，积极表达感受，如有需要可以寻求医护人员的帮助，必要时遵医嘱服用镇静安眠的药物。

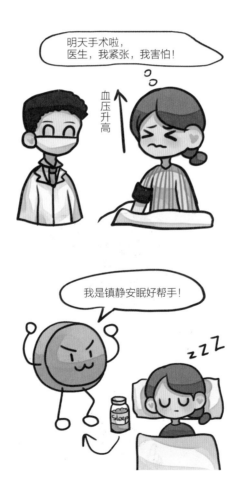

27

四、为什么手术前不能吃东西？

手术一般需要进行麻醉，全身麻醉状态下意识丧失，正常生理反射消失，如果胃内充盈，容易发生反流误吸，引起急性呼吸道梗阻，进而威胁到生命安全。因此，手术前务必遵医嘱进行禁食禁水。而且禁食禁水包括了米饭、面食以及水果等在内的所有食物，不要以为仅仅是不吃饭，所有的东西都不要偷偷吃哦。

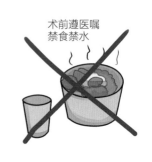

术前遵医嘱
禁食禁水

五、手术前的一段时间能吃点好的补补吗？

听医生的话。手术前一般鼓励摄入营养丰富、易消化的食物，忌过于油腻、辛辣食物，最好不要因为迷信"食补"而暴饮暴食，遵医嘱适当饮食才是科学的。

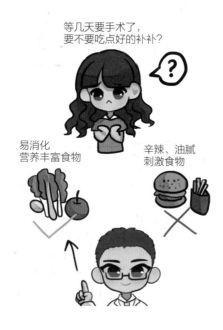

等几天要手术了，
要不要吃点好的补补？

易消化
营养丰富食物

辛辣、油腻
刺激食物

六、手术前能不能喝水？

手术前能否喝水应视具体情况而定，不同的手术类型、麻醉方式有不同的要求，能不能喝水、喝什么、什么时候喝都最好听医生的建议。

七、不喝水怎么吃药？

因各种原因需要规律用药的情况下，应该遵医嘱服药，如需持续用药，用少许温开水口服药即可。

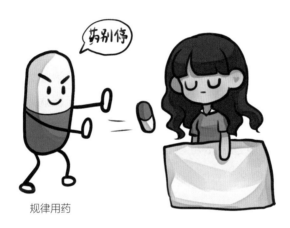

规律用药

八、一定要做手术吗？

是否需要手术治疗是手术医生根据病情决定的，手术医生会判断是否具有手术的指征及手术的时机，综合评估后选择最适合的治疗方案。一般来说，手术可以分为不同的类型：

1. **按手术目的分类**　诊断性手术、根治性手术及姑息性手术。
2. **按手术时限分类**　急症手术、限期手术及择期手术。

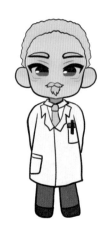

1. 诊断性手术   1. 急诊手术

2. 根治性手术   2. 限期手术

3. 姑息性手术   3. 择期手术

九、做了手术病就能好吗?

就现代医学而言,还有很多疾病是现在的手术治疗方式无法完全治疗的,做了手术并不能保证疾病能被完全治愈。对于疾病来说,手术只是治疗的一种方法,还有许多其他的治疗方式,如药物治疗、辅助治疗等。对于有些疾病而言,通过手术可以达到根治的目的,而对于某些疾病而言,只能起到减轻症状的效果。

十、做手术前为什么要洗澡?

洗澡主要是为了清洁皮肤表面的污垢,预防术后手术部位的感染。

1. 人体皮肤表面的皮屑及污垢中藏有大量细菌等病原微生物,通过淋浴的方式可以有效清洁体表皮屑污垢,避免了污垢落入切口造成手术部位的感染,影响伤口愈合。因此,术前淋浴很有必要,最好是使用抗菌沐浴露进行清洗。无法淋浴者,可进行擦浴。

2. 手、脚、会阴等部位皮肤微生物栖居密度较高,手术前可以使用氯己定(洗必泰)反复进行清洗。

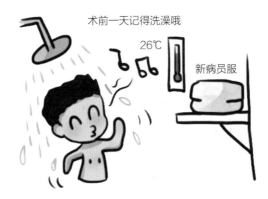

十一、为什么做手术前要换病员服?

手术前更换衣物主要还是为了降低手术感染的风险。此外,对开襟的病员服为手术室内工作人员的操作提供了方便。

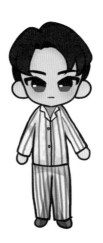

十二、手术顺序是怎么排的?

1. 手术顺序是手术医生根据患者的基本情况与病情,以及相关科室支持,综合考虑后安排的。

2. 特殊情况下,也会做出实时调整,改变手术顺序,保证手术安全。

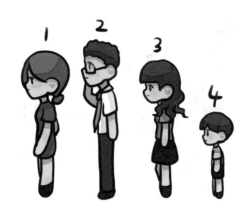

十三、为什么手术间里一直有人在问问题？

为了保证手术的安全与正确性，在进入手术室后，存在一系列的安全保护措施，其中就包括安全核查。安全核查是一项多部门、多人员、多环节的工作流程，涉及手术患者、手术室护士、麻醉医生、手术医生，需要分别多次进行确认核查，才能保证手术的安全。

因此，进入手术室后，会有手术室护士、麻醉医生以及外科医生进行核查，会针对重点问题不断提问，这个时候，只需要如实回答就可以了。

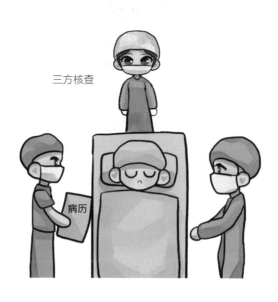

三方核查

病历

十四、做一台手术要多长时间?

手术是一个复杂的过程,时间的长短由多方面因素决定,包括科室间的合作、病情程度、手术难易程度等,因此,不能一概而论,需要根据具体情况确定。此外,从病房离开进入手术室并不意味着手术开始,手术开始前仍需进行复杂的术前准备,所以不用担心手术的时间问题,手术室的每一个工作人员会始终陪伴左右,保证手术安全。

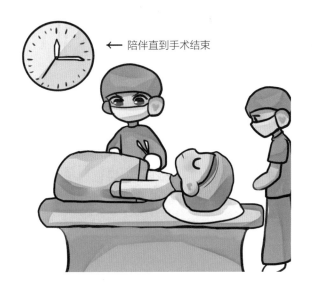

← 陪伴直到手术结束

十五、为什么有时候手上有留置针还要重新打?

为了保证手术的安全,需要建立合适的静脉通道,以便麻醉给药、术中补液。手术室与病房的功能需求不同,对留置针的大小要求也不同,有时病房使用的留置针不一定符合手术室的要求,因此,有时候手上已经有了留置针,仍需要重新建立静脉通道。此外,由于手术存在一定风险及不确定性,为了保障手术安全,合适的留置针更能满足快速给药或输血的需求。

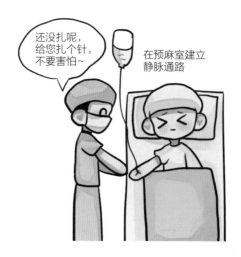

十六、为什么身上要贴一个冰冰凉的东西？

身上贴的是回路负极板。根据手术的需求，术中可能用到一些电外科设备，电外科设备的正常使用需要完整的电流回路，因此需要使用回路负极板，负极板一般贴附于皮肤上，可能会有一些微凉的感觉，手术结束后摘除负极板即可。

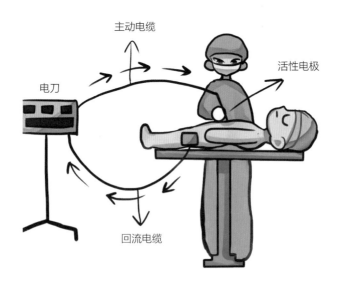

十七、为什么要脱衣服或裤子？冻感冒了怎么办？

为了更好的手术视野，需要暴露手术部位，因此有时需要去除衣物，不过手术室里一般会维持恒温 21～25℃，不会给机体造成危害，同时手术室护士会做好各项保暖措施，比如调高室温，棉被保暖，必要时使用暖风机、输液加温器等，避免发生体温过低的现象。

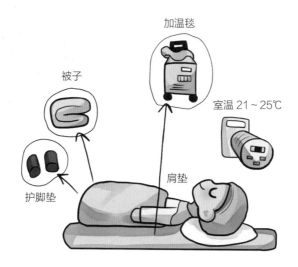

（郑凯　安晶晶）

第二节 如履薄冰的手术过程

一、为什么做手术的医务人员都要洗手?

手术人员的"洗手"称为"外科手消毒",目的是清除或杀灭手表面的暂居菌,减少常居菌,抑制手术过程中手表面微生物的生长,减少手部皮肤细菌的释放,防止病原微生物在医务人员与患者之间的传播,预防手术部位感染。

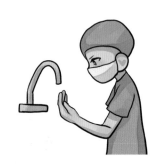

二、做手术洗手和普通洗手有什么区别?

做手术洗手即"外科手消毒",包括清洁洗手和手消毒两部分,除操作步骤不同外,清洁范围、使用的消毒剂也与普通洗手不同,外科手消毒的清洁范围包括双手、前臂和上臂下 1/3,消毒剂需要能显著降低完整皮肤上的微生物,具有即刻杀菌和持久活性。另外,医疗机构还需要对手术室的外科手消毒的效果进行定期的监测。

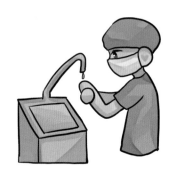

三、为什么做手术的医务人员还要再穿一件衣服?

手术人员手术台上穿的特殊衣物称为无菌手术衣,穿无菌手术衣的目的是避免和防止手术过程中医务人员衣物上的细菌污染手术切口，同时保护手术人员的安全。

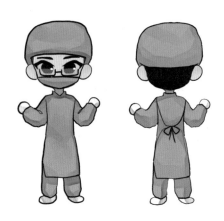

四、为什么做手术的人手都举着?

直接参与手术的人员经过外科手消毒后，手部皮肤上的各种细菌大大减少，处于"洁净"状态，保持双手拱举胸口的姿势，可以避免手术人员手部污染，降低手术部位感染的风险。

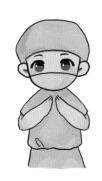

五、局麻手术中感觉难受怎么办?

一旦有不适感觉，请立即告知手术人员，麻醉医生或手术医生会立即采取相应措施。手术全程麻醉医生会始终守护，术中若有任何不舒服，如胸闷、气紧、恶心、呕吐等情况，请立即告知麻醉医生，剩下的就交给专业人员处理吧。

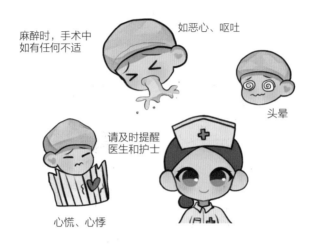

麻醉时，手术中如有任何不适

如恶心、呕吐

头晕

请及时提醒医生和护士

心慌、心悸

六、切下来的东西去哪儿了?

　　手术中切下来的东西称为病理标本，通常会用于病理检查，用以检查机体器官、组织或细胞中的病理改变，病理科的检验人员需要首先观察大体标本形态，再切取一定大小的组织，用一定的方法制成切片后，用显微镜进一步检查病变。

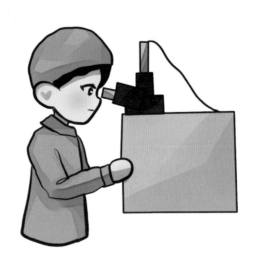

七、手术切下来的东西可以带走吗？

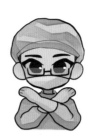

不可以。手术切取的组织需要按照国家规定进行统一处理，不允许由患者带走。

八、冰冻和石蜡是什么？

冰冻和石蜡是两种不同的病理标本处理方法。

根据切片制作方式的不同，主要分为术中冰冻和术后石蜡两种方式。

1 术中冰冻

　　将手术台上取下的组织迅速冷冻并制成切片，用于快速诊断病理属性，决定手术方式，但其结果仅做参考。

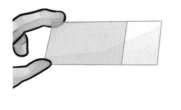

2 术后石蜡

　　石蜡切片是组织学常规制片技术中应用最广泛的方法，用以观察和判断细胞组织的形态变化。用于石蜡切片的组织需要经过固定、石蜡包埋、切片以及染色等步骤，因此，所需时间较长，但准确性更高。

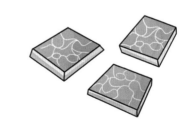

九、为什么有时候术中会改变手术方式？

手术治疗充满着不确定性，一般手术方式是在术前基于病情及检查结果等综合考虑拟定的，经过手术部位探查，结合病情、基础条件以及术中冰冻结果等情况，可能会改变术前拟定的手术方式。

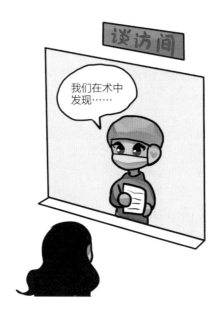

（王辰　朱道珺）

第三节 如释重负的手术结束

一、手术结束后为什么不直接回病房？

手术结束后，各项生理功能未完全恢复，生命体征不太稳定，往往需要送往麻醉复苏室继续观察治疗。

手术和麻醉都会在一定程度上扰乱正常人的生理功能，特别是全身麻醉术后，拔管清醒后仍可能处于一种未完全清醒状态，或者其生理功能还处于一种不稳定状态。因此，要先送去麻醉复苏室，通过复苏室的监护、治疗，生命体征正常以及患者肌力、生理反射恢复后，观察伤口有无出血及引流量，有无呕吐、高热及寒战等情况，并由麻醉医生综合评估之后，确定适不适合转回病房。如果病情严重或者加重、不稳定，有可能需要送去 ICU 进一步的监护治疗。

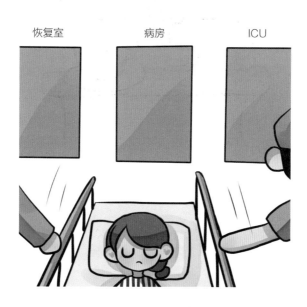

二、复苏室是做什么的?

复苏室,即麻醉后监测治疗室,也称为麻醉恢复室,简单来讲就是术后安全度过麻醉恢复期的地方。

在麻醉复苏室里,由专业的人员监测治疗全麻后未苏醒的或已苏醒但生命体征尚未稳定的患者,直到完全清醒。再由专业人员判断患者的安全程度,如果没有任何异常,就将其送回病房。如果病情危重,在短时间内还不能够好转,也会将其直接送到重症监护病房,继续完成进一步治疗。

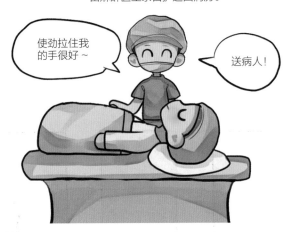

三、为什么手术刚做完不能睡觉?

刚做完手术,尤其是经历了全身麻醉手术,一般来说,不能立刻睡觉,往往建议在手术后 2 ~ 4 小时以上才可以正常入睡。

主要是因为:

1. 行全身麻醉后,麻药不可能在较短的时间内完全代谢,未完全达到复苏的状态。这时仍然会出现麻醉的不良反应,如感染性休克、昏迷等表现。如果现在入睡就无法鉴别是出现了麻药并发症，还是正常入睡，不利于病情的观察。

2. 全身麻醉后往往会出现恶心、呕吐等不良反应，如果此时睡觉，有可能造成呕吐物误吸入气管内，造成坠积性肺炎。

3. 由于麻醉药物半衰期不一样，有些药物未完全代谢排出，仍在起作用，其中就有些药物有呼吸抑制、呼吸遗忘的副作用，需要患者保持清醒，清醒状态下一般的呼吸抑制作用可以避免。所以一般建议全身麻醉手术结束后 2 ~ 4 小时后再入睡，更加安全。

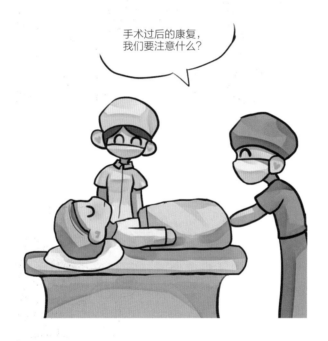

手术过后的康复，我们要注意什么？

四、手术做完了想上厕所怎么办？

不用担心，由于手术做完后各项生理功能未完全恢复，生命体征不稳定，如果术中安置了尿管且未拔除，可能是由于尿管刺激导致的，如果未安置尿管，应在床上完成大小便，或遵从医嘱安排。

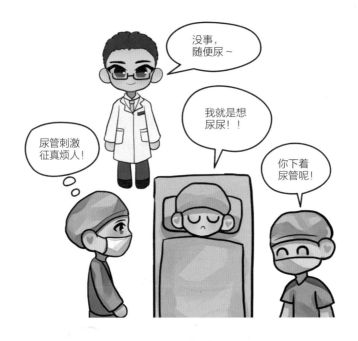

五、手术做完了为什么身上还有各种管子?

引流出"液体或气体",防止感染,加快康复。

术后安置管子,为了将患处或体内多余的"液体或气体"排出体外,避免聚集过多而出现感染,促进伤口愈合,加快恢复,医生还可以通过观察引流情况,包括引流液的性质和量等,可以及早发现病情变化,做出针对性处理。

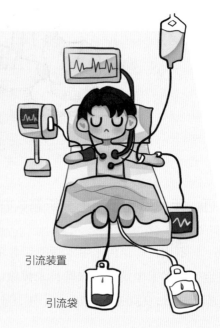

引流装置

引流袋

六、要在复苏室里待多久？

一般来讲，在复苏室要待半小时左右。

手术结束后，在手术间拔除气管导管以后就需要到复苏室，继续监护生命体征，包括心律、血压、脉搏、氧饱和度以及麻醉的恢复情况，并相应地使用拮抗麻醉剂，给予吸氧、心电监护等。常规要待半小时左右，一般半小时结束以后麻醉恢复得差不多了，生命体征稳定后，此时就可以送回病房。如果病情严重，恢复不顺利，同时出现引流管出血增多等情况，可能需要在复苏室待时间长一些，或者重新返回手术室再次手术。所以应视手术情况及病情而定。

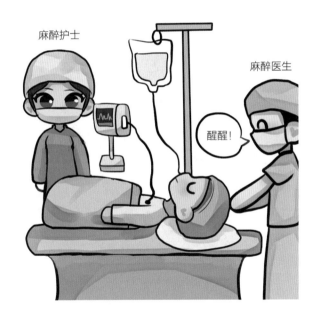

（王辰　罗艳丽　李安琪）

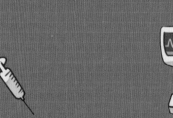

第四章

漫话麻醉

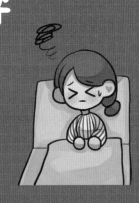

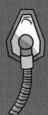

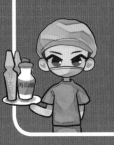

第一节 神奇的麻醉体验

一、麻醉是一种什么样的体验？

麻醉分为全身麻醉和局部麻醉。

1. 全身麻醉　是指麻醉药经呼吸道吸入、静脉或肌内注射进入体内产生中枢神经系统的抑制，表现为神志消失、全身痛觉丧失、反射抑制和骨骼肌松弛。麻醉医生会往血管里推注麻醉药物，意识和呼吸会逐渐消失，感觉也会消失，包括痛觉。一定程度上类似于深度睡眠。为了保障术中正常呼吸，麻醉医生会进行气管插管，即在嘴里放一根管子连接麻醉机帮助呼吸。全身麻醉时不会有任何感觉，等手术快结束时，随着麻醉药物的代谢，患者会逐渐苏醒，术后不会有关于手术时的记忆。

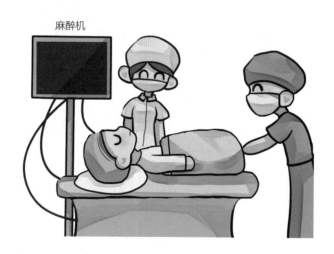

麻醉机

2. 局部麻醉　是指将麻醉药作用于局部组织，使痛觉传导受阻的方法。临床上局部麻醉的方式主要包括表面麻醉、局部浸润麻醉、神经阻滞麻醉等。在手术部位打麻醉药后，麻醉的部位会有木木的感觉，就像被电过。此时意识依然存在，只有痛觉消失而触觉仍然存在，手术过程中可以自由地与手术医生进行沟通，手术部位会有牵拉的感觉，但是这些都不会引起疼痛。

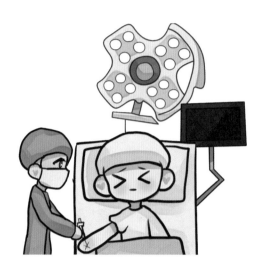

二、麻醉后会不会变傻？

麻醉是否会影响智力需要分成三个年龄段来进行说明。

1. 老年患者　老年患者是一个比较特殊的群体，由于年龄大并且通常合并症较多，全身生理功能降低，对于麻醉的耐受力较差，代谢较差，一

全麻大手术后会"变傻"，短期的认知功能障碍，3个月后会缓解或消除。

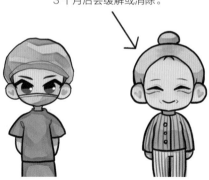

些老年人在全麻大手术后会"变傻"，临床上称之为术后认知功能障碍。表现为记忆力、定向力、执行能力等短期内出现一定程度的下降。发生认知功能障碍概率为35%左右，发生率相对较高，但多表现为早期症状，一般经过3个月后，大部分患者的症状都会得到缓解或消除。

2. **青壮年患者** 青壮年患者神经功能发育完善，麻醉药物通常不会影响智力。临床上所用的麻醉药物通过静脉或吸入的方式进入体内，对中枢神经产生抑制作用，当从全麻中醒来有可能会有思维混乱，口齿不清的现象，只是因为麻醉药物的残留，等麻醉药物完全代谢完毕就会恢复正常。

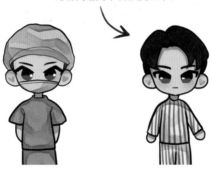

3. **小儿患者** 目前临床研究并未显示3岁以下儿童在单独和/或短期麻醉暴露下的智商结果存在显著差异。但是在大脑发育成熟的情况下早期

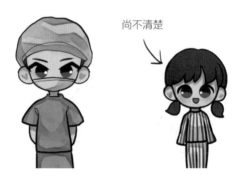

麻醉暴露与随后的不良神经发育结果之间的因果关系尚不清楚，需要家属自己权衡。

三、小孩子全麻好不好?

全麻下小孩处于无意识状态，能更好地配合手术，不对手术过程产生影响。全麻药物虽然对中枢神经系统产生抑制，但是抑制作用并不是永久的，是一过性的，并且可逆的，药物能够在停药后短时间代谢完毕，药物的作用也会消失。停药后大脑组织也会恢复正常。但是在大脑发育成熟的情况下早期麻醉暴露与随后的不良神经发育结果之间的因果关系尚不清楚，手术前外科医生和麻醉医生会进行访视谈话，充分告知利弊。如果是病情需要，家长需要根据病情的轻重缓急权衡利弊。而对于一些能配合手术的小朋友而言，则可以选择做局部麻醉或者神经阻滞麻醉。

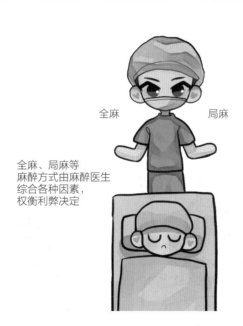

全麻　　　　　局麻

全麻、局麻等
麻醉方式由麻醉医生
综合各种因素，
权衡利弊决定

四、只要麻醉了就不会疼?

这个问题需要通过不同的麻醉方式来解释。

1. 全身麻醉 这种麻醉方式下通常术中是不会感觉到疼痛。术中麻醉医生会根据手术的时长来调节麻醉药物,而麻醉使用的镇静药物具有"顺应性遗忘"的作用,麻醉药物起效以后发生的事情将被遗忘,但是当手术结束解除麻醉状态,随着药物的代谢,手术伤口还是会有不同程度的疼痛。

2. 局部麻醉 临床上局部麻醉的方式主要包括表面麻醉、局部浸润麻醉、神经阻滞麻醉等。表面麻醉和局部浸润麻醉一般是一个浅表范围内的痛觉的消失,感觉神经传导功能暂时被阻断,适用于体表手术类的小手术。神经阻滞麻醉是指将局部麻醉药物注射到神经干、神经丛或者神经节周围,暂时阻断神经的传导功能,使所支配的区域产生麻醉作用。局麻药物通过注射方式进入体内,注射时会有疼痛的感觉,等局部麻醉药物起效后疼痛会逐渐消失,深部局麻药物注射时会有发胀的感觉,麻醉后麻醉医生会进行评估,待麻醉药物充分起效后再进行手术,术中也许会有牵拉的感觉但不会觉得疼痛。但当麻醉药物代谢后伤口部位也会有疼痛的感觉。

总而言之,麻醉能使人在术中感觉不到疼痛,但是术后随着药物的完全代谢,痛觉也会慢慢恢复。

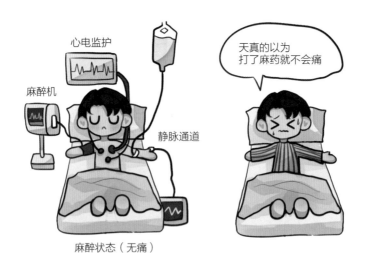

麻醉状态(无痛)

五、局麻了为什么还有感觉？

局麻能够有效地保持患者的神志清醒，只在手术部位进行麻醉，手术部位不会有疼痛感，但依然是"有感觉的"，而且整个手术过程意识都是清醒的。一般这种手术方式要求患者完全能够配合麻醉医生以及外科医生的操作。

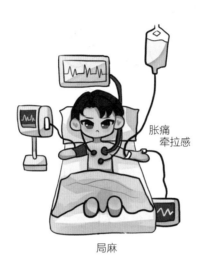

局麻

六、为什么有的时候不能全麻？

麻醉是借助非麻醉药物或者麻醉药物让患者的机体局部或者全部暂时性地失去意识，减轻患者在手术中带来的疼痛。在麻醉后由于麻醉药物的作用，患者的身体也慢慢发生变化。全麻的过程看似平静，但是在全麻状态下，身体的各项系统都在经历重大的挑战。

对于患有高血压的患者，如果控制不好血压，在手术进行中容易出现血压波动难以控制，若血压过高，患者容易引发脑出血。若血压过低容易引发脑供血不足。

患有冠心病、脑梗死以及心肌梗死的患者，在术中，心、脑功能会有所下降，容易引发各种心脑血管疾病。

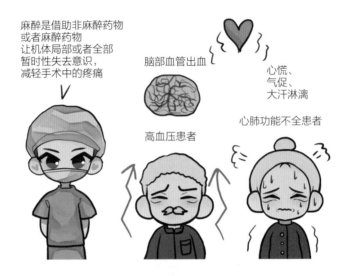

麻醉是借助非麻醉药物
或者麻醉药物
让机体局部或者全部
暂时性失去意识，
减轻手术中的疼痛

脑部血管出血

心慌、
气促、
大汗淋漓

高血压患者

心肺功能不全患者

　　若患者肺功能不好，患有呼吸功能不良、肺气肿、慢性支气管炎的患者，术后自主呼吸功能会有所下降，需要借助呼吸机来进行呼吸。

　　随着医疗科技的不断发展，并不是所有的手术都要用全身麻醉的方式来进行了。比如眼科、口腔等很多手术都是在局麻下完成的，一些骨科手术也可以在周围神经阻滞的麻醉方式下进行，不仅对机体的影响小、恢复快，而且还能节省医疗费用。当然了，具体的麻醉方式还是要通过麻醉医生进行术前访视以后再制订方案，家属再权衡利弊去选择。

七、麻醉了是不是真的会"口吐真言"？

　　俗话讲"酒后吐真言"，豪饮之后的人更容易说出一些平常不会说出口的言语，这与酒精对大脑的普遍作用机制存在一定的关联。酒精可以减弱兴奋性通道的活性，增强抑制性通路的活性，简单来说，相当于把大脑秘密的"守门者"控制起来，让它不能顺利地保守秘密。

　　那麻醉中有没有所谓的能让人"口吐真言"的药存在呢？在20世纪初，一位名为罗伯特·豪斯的美国医生在为产妇接生时发现，使用东莨菪碱作为麻醉剂时，被使用者能够在无意识的状态下准确回答自己提出的问题。由此，他猜测或许东莨菪碱能有此效果，但是最终也没有得到证实。其实麻醉中东莨菪碱和阿托品一样都属于麻醉术前用药，用于减少腺体分泌，并防止麻醉术中恶心呕吐反流误吸的发生，这能提高麻醉过程的安全性。而全身麻醉是指麻醉药经呼吸道吸入，静脉或肌内注射进入体内产生中枢神经系统的抑制，中枢神经被抑制后，人是属于没有意识的状态，类似于"昏睡了"，根本不会说话，更别谈"吐真言"了。

静脉推注麻醉药

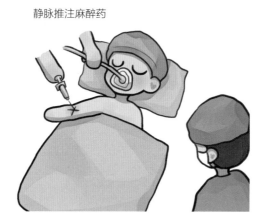

八、麻醉医生具体做些什么呢？

大多数人都认为，麻醉医生就只是在手术开始前为患者打一针的那个人。其实这是错误的认知，麻醉医生并没有这么简单。

1. 麻醉医生要在手术前一天进行访视，根据每个患者不同的身体情况与病情以及对麻醉药物的耐受力制订麻醉方案。

2. 根据手术方式、部位、切口的大小制订相应的术后镇痛方案。

3. 充分了解用药史，预防术中可能出现的任何紧急情况。

4. 进入手术室后，麻醉医生会进行麻醉，根据体重及年龄给予相应的镇静、镇痛以及肌肉松弛的药物，当药物充分起效以后开始进行气管插管。

5. 术中麻醉医生会寸步不离，调节麻醉药物使用情况、使用剂量，保证患者手术的过程中不会醒过来，并随时准备处理突发情况。

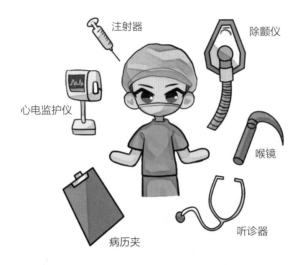

手术的前一天,
麻醉医生会到病房询问病史,
签署麻醉知情同意书。
一方面,是了解患者病情,选择合适的麻醉方案,
另一方面,是为了消除患者紧张的情绪,
便于术前准备。

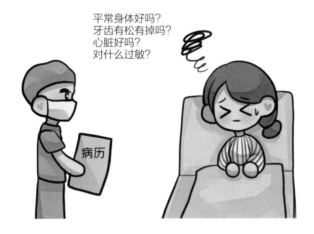

6. 手术结束后,麻醉医生会停止所有的麻醉药物,此时患者将慢慢苏醒,需要拔除气管导管。

7. 麻醉后恢复室观察,经过专业的评估,完全苏醒后,送回病房。

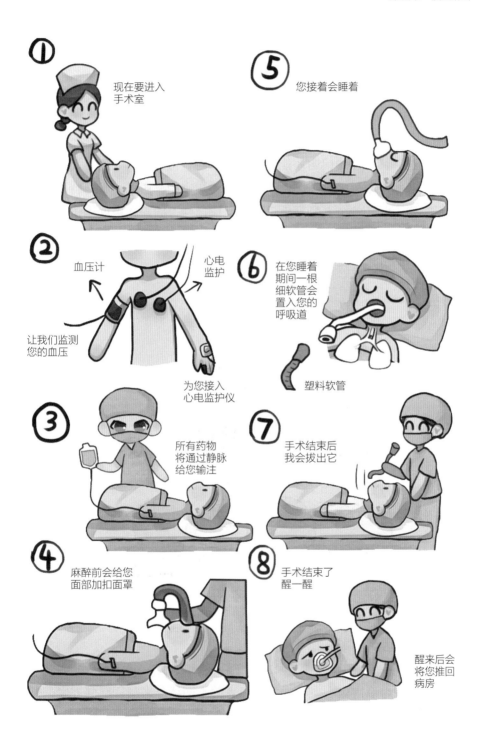

① 现在要进入手术室

② 血压计 心电监护
让我们监测您的血压
为您接入心电监护仪

③ 所有药物将通过静脉给您输注

④ 麻醉前会给您面部加扣面罩

⑤ 您接着会睡着

⑥ 在您睡着期间一根细软管会置入您的呼吸道
塑料软管

⑦ 手术结束后我会拔出它

⑧ 手术结束了醒一醒
醒来后会将您推回病房

九、为什么麻醉醒了反应迟钝？是不是傻了？

　　全麻时会使用一些麻醉药物，达到镇静、镇痛以及肌肉松弛的效果，术中为了维持足够的麻醉深度，会持续泵注镇静和镇痛药物，间断使用肌松药物。当手术结束以后麻醉医生会停止所有的药物，但是这些药物在体内还要经过一段时间的代谢才能完全消失，而且每个人苏醒的时间都是不一样的。麻醉刚刚醒来由于体内药物没有代谢完毕，所以会觉得特别想睡觉，眼睛睁不开，整个人晕晕乎乎的，反应迟钝。如同在极度困倦时，刚刚睡着被叫醒一样，没叫醒就会继续睡，叫醒了还是想睡。

　　麻醉刚刚醒来反应迟钝是正常的，并没有变傻，等药物代谢完毕就会恢复到原来状态。

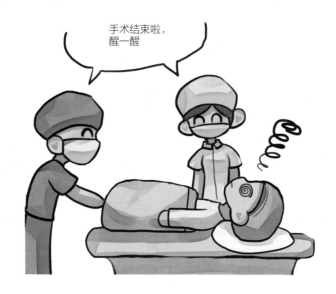

十、怕疼的话麻药能不能多打点？

　　简单来说，麻醉医生会根据每位患者的不同情况来制订麻醉方案，但是不管是哪种麻醉，麻醉药物都不能多打。

　　因为每个人的年龄、身高、体重、对手术刺激反应的程度和对药物的敏感度都是不一样的，局麻药物过多会引起局麻药中毒，当血液中局麻药浓度超过机体的耐受能力，会引起中枢神经系统或心血管系统兴奋或抑制。最初表现为头晕、耳鸣、目眩、口舌麻木，进一步发展为肌肉抽搐、意识消失、惊厥甚至昏迷，危及生命。全麻药物有镇静、镇痛和肌肉松弛的作用，麻醉医生会根据患者的体重、年龄等来给药，如果麻醉药物过量会引起术中低血压、心动过缓、术后苏醒延迟甚至醒不过来的情况，麻醉药物中阿片类药物使用过多还易成瘾，所以麻醉药不能多打。

麻醉医生根据患者
手术方式，疾病情况，基础状况等，
选择合适的麻醉方式
以及适量的麻醉药物

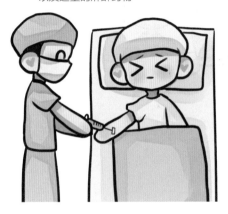

十一、平时喝酒多，会不会麻不倒?

　　嗜酒的人的确不容易被麻醉，但并不代表会麻不倒。可是一旦被麻醉后，却不容易恢复。

　　药物的半衰期会因为酒精而延长，同时药物在刚开始时的需要量稍微增加，但其作用时间延长，同时嗜酒患者麻醉用药量增大，麻醉术后呼吸抑制发生率高，术后躁动发生率高。临床上所使用的麻醉药物很多都是经过肝脏代谢的，如果患者已有严重肝病，肝脏功能可能会因为手术及麻醉而更受伤害。

所以平时喝酒多并不会麻不倒，但是有可能不好醒。小酌可以怡情，但是长期大量饮酒百害而无一利。

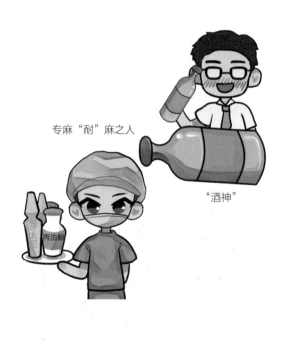

专麻"耐"麻之人

"酒神"

第二节 不能忽视的疼痛

一、术后伤口疼痛怎么办？

术后疼痛是机体受到手术伤害刺激（组织损伤）后的一种反应，包括生理、心理和行为上的一系列反应。疼痛的程度与伤口大小、手术部位等有关，与人的焦虑情绪也密切相关，焦虑情绪越严重，机体的痛阈越低，心理上高度恐惧的患者对疼痛的敏感性增高。

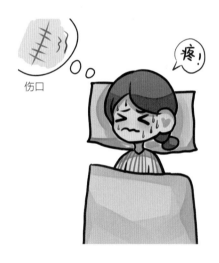

伤口
疼！

术后通常用以下几种方法减轻创口疼痛：

1. 切口部位皮下注射局部麻醉药物，可以在一定程度上缓解手术切口带来的疼痛，但局部麻醉有局限性，很多内脏痛和骨痛，局麻药物是不能达到减轻疼痛效果的。

2. 静脉或硬膜外腔留置术后镇痛泵注药（这种镇痛泵可以使用3天左右），或者进行周围神经阻滞。术后镇痛泵的方法可以持续、平稳地减轻疼痛，但部分患者有较明显的头晕、恶心等不适。使用镇痛泵可以减轻疼痛，并不能完全不痛，但是这种疼痛比不用镇痛泵肯定好多了。

3. 疼痛剧烈时肌内注射止痛药，止痛效果好，但持续时间短，通常可持续 2 ~ 4 小时。

如果害怕疼痛，术前可以告知麻醉医生，麻醉医生会根据手术方式及部位来制订术后镇痛方案。

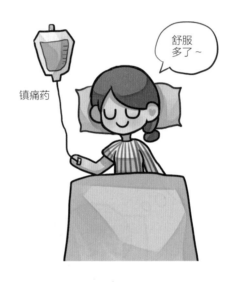

二、老人说疼痛忍忍就好？

常常听人说"不听老人言，吃亏在眼前"。可是有些"老人言"并不是全都对，比如疼痛忍忍就好。

手术后疼痛不适，吃不下睡不好，真不能忍。手术造成的组织损伤，不仅仅局限于皮肤，肌肉、内脏器官都会受累，术后疼痛的来源，是由于神经系统的损伤、刺激造成的疼痛感觉，其根本原因还是肌肉、肌腱的损伤对神经系统的刺激造成的异常感觉。术后疼痛及其应激反应将给机体多个方面带来不良反应，直接影响术后康复。而且剧烈的疼痛可以造成精神创伤，可带来焦虑、恐惧、失眠，产生无助感。所以有些事情能忍，但是疼痛真不能忍。

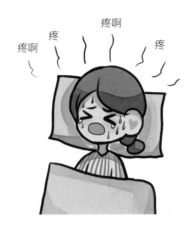

三、止痛药能不用就不用？

止痛药是生活常备药品，种类繁多，使用频度也非常高，头痛、牙痛、关节痛、月经痛，时不时就会用到。手术以后镇痛药物的使用非常重要。如果手术后疼痛程度可以耐受，可以不使用止痛药。但是如果切口大或者疼痛阈值低，疼痛影响日常生活或者术后的复健，那么应该使用止痛药。止痛药可能有胃肠道副作用，可是一般只要不是长期大量服用，问题不大。如果因为疼痛而影响术后康复，得不偿失。

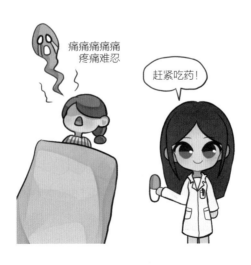

所以止痛药该用就得用，要遵医嘱用，不能滥用。

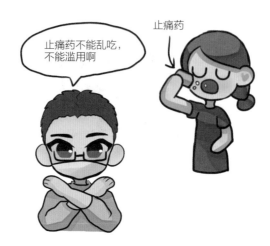

四、止痛药会上瘾吗?

止痛药是指可部分或完全缓解疼痛的药物。止痛药通过降低引起疼痛感的神经兴奋性作用，与大脑和身体其他部位中的特殊受体结合，阻断与疼痛有关的兴奋性神经递质。

止痛药分为两大类，一类作用于中枢神经系统，是具有成瘾性的止痛药，比如阿片类药物，可以减缓呼吸、消除疼痛，并使人产生欣快感，这

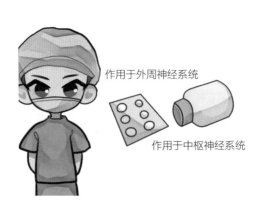

种药物成瘾性极大，所以这类药物需要进行管控。还有一类作用于外周神经系统，是没有成瘾性的止痛药，这类止痛药本身没有成瘾性，不存在成瘾的问题。

对于部分需要长期使用止痛药的疼痛，比如腰痛、风湿痛等，仅仅是躯体依赖止痛药，与止痛药上瘾是不同的。

使用止痛药需严格遵守医嘱，不可自行增加或者减少药量，不增加使用频次，安全规范使用止痛药。

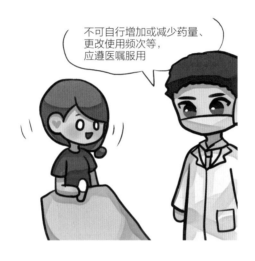

五、为什么手术过去很久了还在痛？是不是手术没做好？

手术结束后不可避免地会经历不同程度的疼痛。有时手术伤口已经痊愈，但疼痛却依然存在。这并不是手术没有做好的原因。

肉眼所见的伤口愈合只是皮肤表面，但刀口下的浅层、深层肌肉甚至肌腱、神经、血管都受到了切割、剥离。术后恢复中，表面皮肤的不断愈合肉眼可见，但深层组织的愈合是看不见的，因此，术后的疼痛可能会持续到伤口愈合后很久。

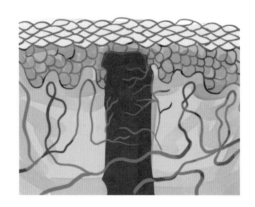

术后长时间疼痛则有可能是瘢痕引起的，瘢痕在形成的过程中可能会影响原本经过的神经，影响了瘢痕下神经的愈合，引起长时间的疼痛或者感觉过敏。

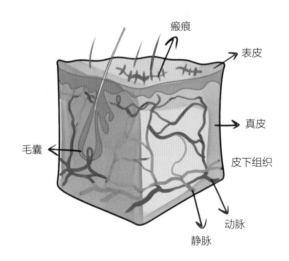

还有一种术后疼痛是由于神经截断后增生神经瘤，因为手术切断了神经，断端膨大，神经的兴奋性异常活跃，因此，会感到持续的疼痛或者间断性的剧烈疼痛。这种情况很少见，一旦出现就需要进行治疗干预。

　　术后长时间的疼痛分多种情况，有些情况并不是由于手术没做好引起的，需要理智地去对待这种情况，如有异常需要及时就医进行干预。

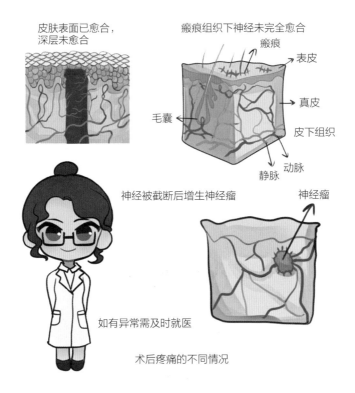

皮肤表面已愈合，深层未愈合

瘢痕组织下神经未完全愈合

瘢痕　表皮

真皮

皮下组织

毛囊

动脉

静脉

神经被截断后增生神经瘤

神经瘤

如有异常需及时就医

术后疼痛的不同情况

六、全麻好还是局麻好？

　　全身麻醉是应用麻醉药物使大脑神经系统得到抑制，失去意识，患者术中感觉不到疼痛，认知能力丧失，是一种暂时性的可逆无意识状态。优点是整个手术过程在无意识的状态下完成，手术结束后才醒过来。缺点是全麻风险大于局麻，麻醉费用也高于局麻。

　　局麻包括表面麻醉、局部浸润、区域阻滞和周围神经阻滞等。其中的表面麻醉和局部浸润就是日常最容易接触到的"打一针就好了"的麻醉方式。优点是术后并发症少，可以立即活动而且费用少。缺点就是手术全程是清醒的，需要一定的勇气。

全麻好还是局麻好这个问题没有答案，有些觉得全麻好，有些觉得局麻好。至于患者是全麻还是局麻，只有麻醉医生和外科医生根据患者具体情况来看哪种是最适合患者的，毕竟最适合患者的才是最好的。

全麻

优点：
整个手术过程在无意识的状态下完成，手术结束后才醒过来

缺点：
全麻风险大于局麻，麻醉费用也高于局麻

局麻

优点：
术后并发症少，可以立即活动而且费用少

缺点：
手术全程是清醒的，需要一定的勇气

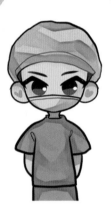

重点提醒：

麻醉方式的选择需要根据患者手术方式、疾病情况等，具体分析，权衡利弊选择合适的麻醉方式

（李梦思　王恒　朱道珺）

第五章

众说纷纭的疑惑

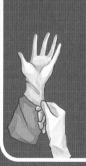

第一节 奇妙的传说

一、为什么手术衣是绿色的?

1. 主要是利用视觉上补色原理 补色是人类生理调节在视觉上的反应,用单一的色彩长时间高强度刺激视网膜,当这个刺激停止后,视觉中就会出现另一方的补色。

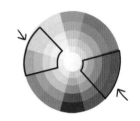

2. 医生在手术中必须长时间紧张地面对血的红色,绿色作为红色的补色并且对比也不是很强烈,这样可以减轻医生视觉的疲劳,防止"错觉"产生。

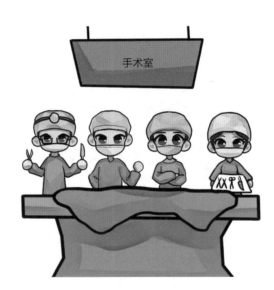

3. 如果手术过程有血迹沾到手术衣上,会变成黑色,不会对医生产生强烈的视觉冲击,从而起到视觉调节的作用。

二、夜里急诊要手术怎么办？

手术室设有专门的急诊手术间，同时设有手术室护士及麻醉医生值班组，以保证全天 24 小时能随时完成急诊手术。

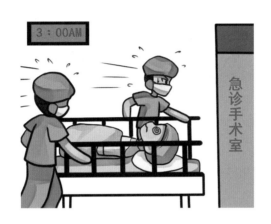

1. 急诊手术是指病情较紧迫，经医生评估后认为需要在较短时间内实施的手术。

2. 麻醉医生会先进行术前评估，结合病情决定手术实施时间；手术室护士会进行手术间、手术物品等准备。

3. 手术前，在病情允许的情况下，需先完善相应检查，如血型、输血全套、心电图等；若病情危重，则会尽快送至手术室进行手术。

所以，请不用担心在夜晚无法做手术，医生会根据病情及时给予相关处理及相应安排。

三、伤口缝的针越多证明手术越大？

不是。

1. 手术部位、组织的层数、缝合目的等不同都会导致缝针数量的不同。

2. 目前有许多针对不同手术及手术部位使用的不同类型的手术器材，

可代替缝针的作用。

3. 同一种手术，手术方式的不同，如开腹或是微创，都会造成缝针数量的不同。

因此，使用缝针数量来衡量手术大小是不可取的。

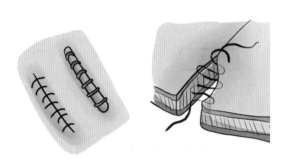

四、真的会有"保大保小"的选择?

不会。

电视里经常会有这样的场景，满面凝重的医生询问游移不定的家属"保大保小"？然而实际上，对于所有的医务人员而言，竭尽全力挽救每条生命才是最大的目标。但是任何治疗措施都有可能存在风险，医生会制订相应的应对方案，而不同方案产生的利弊都会详尽地告知患者及家属，以保证知情权，患者及家属有做出选择的权利。

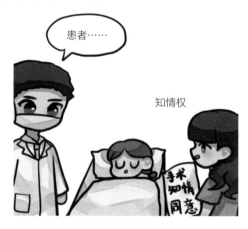

五、急需输血的时候家属真的可以直接输吗？

不可以。

1. 直系亲属之间不能直接输血，因为容易引发输血相关性抗宿主病。血缘关系越近，发生的概率就越高，一旦发生，死亡率在 90% 以上。

2. 未经检测直接输注血制品是违法行为。

3. 为了确保输血的安全性，避免经血液传播各种传染性疾病，每袋用于临床的血制品必须经过乙肝、丙肝、艾滋、梅毒、转氨酶等 7 项检测。

4. 输血前，献血者与输血者的血液需做血型、交叉配血等相容性检测试验，确保相符合才能使用。

所以影视剧中常发生在手术室外家属争先献血的剧情在现实中是不会出现的。

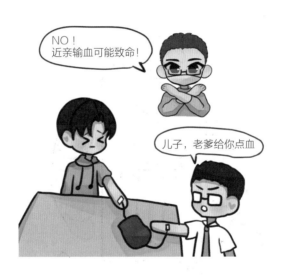

（杨佳琦　王辰）

第二节 神奇的手术方式

一、姿势与手术

（一）什么是手术体位？

体位是指人的身体所保持的姿势或者某种位置；手术体位是指手术患者在手术中的卧位，根据手术部位及手术方式决定。

（二）为什么要摆放手术体位？

手术体位是为了更好的暴露手术部位及手术视野。手术体位摆放的好坏，不仅关系到术者的操作是否顺利，还关系到患者是否安全与舒适。

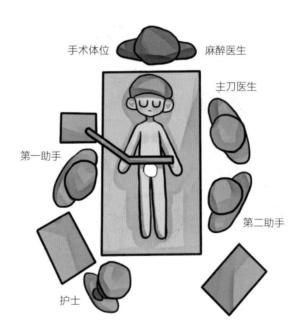

（三）手术体位摆放的原则有哪些?

手术体位的摆放应遵循一个总原则：在减少对患者生理功能影响的前提下，充分暴露手术野，同时保护患者隐私。

细则如下：

1. 保持人体正常的生理弯曲及生理轴线，维持各肢体、关节的生理功能体位，防止过度牵拉、扭曲及血管神经的损伤。

2. 保持患者呼吸通畅、循环稳定。

3. 注意分散压力，防止局部长时间受压，保护患者皮肤完整。

4. 正确约束患者，松紧度适宜（以能容纳一指为宜），维持体位稳定，防止术中移位、坠床。

体位摆放的标准

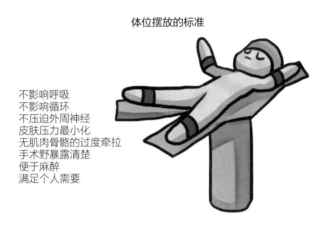

不影响呼吸
不影响循环
不压迫外周神经
皮肤压力最小化
无肌肉骨骼的过度牵拉
手术野暴露清楚
便于麻醉
满足个人需要

（四）谁来摆手术体位?

患者要在麻醉前自己躺成手术需要的体位？ NO！

手术体位是由外科医生、麻醉医生、手术室护士共同确认和执行的，根据生理学和解剖学知识，选择正确的手术体位设备和用品进行摆放，既要充分显露手术野，也要确保患者的安全与舒适。简而言之：摆放手术体位，从来不是一个人在战斗。

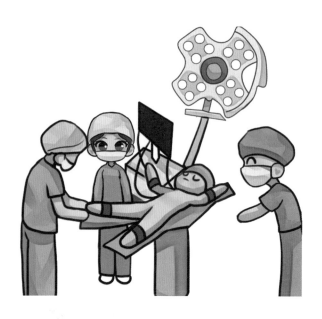

（五）摆放手术体位会用到哪些物品？

　　用于患者体位摆放或最大限度暴露手术野的用物称为体位设备与用品。包括：手术床、手术床配件及体位用品。

　　1. **手术床**　是一种在手术室或者操作室内使用的、带有相关附属配件、可以根据手术需要调节患者体位，以适应各种手术操作的床。

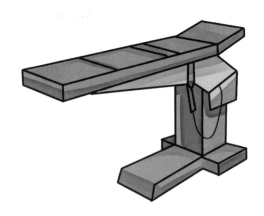

2. **手术床配件**　包括各种固定设备、支撑设备及安全带等，如托手板、腿架、各式固定挡板、肩托、头托与上下肢约束带等。

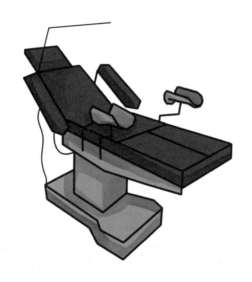

3. **体位用品**　体位垫是用于保护压力点的一系列不同尺寸、外形的衬垫，如枕头、腋枕、膝枕、肩垫、胸垫、足跟垫等。

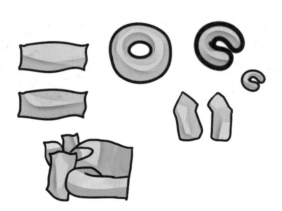

（六）常见的手术体位有哪些？

常见的手术体位主要有以下几类：

1. 仰卧位　仰卧位又分为标准仰卧位、头（颈）后仰卧位、头高脚低仰卧位、头低脚高仰卧位、人字分腿仰卧位等。

2. 侧卧位　主要有标准侧卧位、腰部手术侧卧位、45°侧卧位。

3. 俯卧位　主要指标准俯卧位。

4. 截石位　主要指标准截石位。

总的来说，标准的仰卧位、侧卧位、俯卧位和截石位是所有体位的基础，其他的体位均是在标准体位的基础上演变而来的。

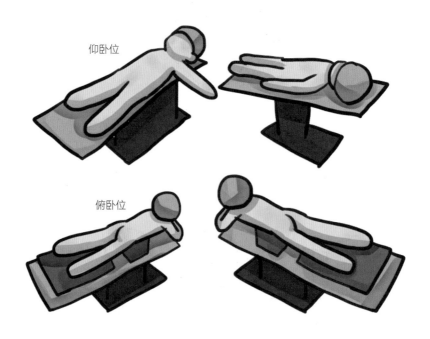

仰卧位

俯卧位

（七）详解手术体位摆放

1. 标准仰卧位　标准仰卧位并不是躺在床上那么简单。标准仰卧位是患者卧于手术床中线，头部放于枕头上，两手放于身体两侧或自然伸开，两腿自然伸展的一种体位。主要适用于头颈部、颜面部、胸腹部及四肢手术。

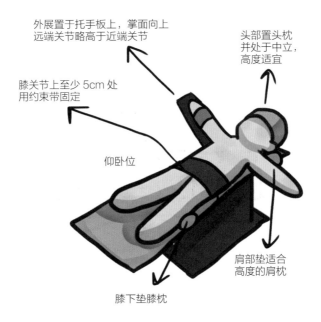

外展置于托手板上，掌面向上
远端关节略高于近端关节

头部置头枕
并处于中立，
高度适宜

膝关节上至少 5cm 处
用约束带固定

仰卧位

肩部垫适合
高度的肩枕

膝下垫膝枕

标准仰卧位的摆放需要注意：

（1）头下放置枕头，枕头高度适宜，保证颈部不悬空；患者应位于手术床的中线，头和颈椎处于水平中立位置。

（2）双上肢掌心朝向身体，上肢自然放于身体两侧，肘部微屈用布单固定；如上肢需要外展，外展角度不能超过 90°，远端关节应高于近端关节，以促进静脉回流和放松肌肉，保护臂丛神经。

（3）膝下垫膝枕，足下垫足跟垫，促进静脉回流和放松肌肉，避免术后出现腿胀的情况。

（4）一般会在膝关节上使用约束带进行约束，约束带松紧适宜，以能通过一根手指为宜。

2．标准侧卧位　患者向一侧自然侧卧，双下肢自然屈曲，前后分开放置呈跑步状，双臂自然向前伸展，脊柱处于水平线上，保持生理弯曲。适用于颞部、肺、食管、侧胸部、髋关节等部位的手术。

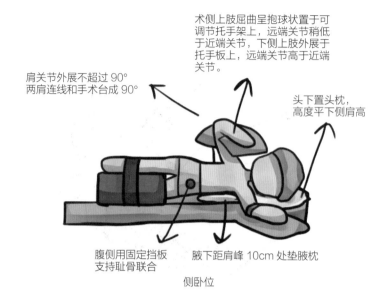

术侧上肢屈曲呈抱球状置于可调节托手架上，远端关节稍低于近端关节，下侧上肢外展于托手板上，远端关节高于近端关节。

肩关节外展不超过90°
两肩连线和手术台成90°

头下置头枕，
高度平下侧肩高

腹侧用固定挡板
支持耻骨联合

腋下距肩峰 10cm 处垫腋枕

侧卧位

标准侧卧位的摆放需要注意：

（1）取健侧卧位，头下置枕头，高度平下侧肩高，保证颈椎处于水平位置。

（2）腋下距肩峰 10cm 处垫腋枕，防止下侧手臂受压。

（3）患侧上肢微弯曲，呈抱球状置于可调节托手架上，指尖稍低于肘关节；下侧上肢外展于托手板上，指尖稍低于肘关节，促进静脉回流和放松肌肉；肩关节外展或上举不超过90°，两肩连线与手术床成90°。

（4）固定挡板支撑耻骨联合、骶尾部或者肩胛区，维持患者身体与手术床面成90°。为保证手术消毒范围，辅助用物必须远离手术切口 15cm 以上。

（5）双下肢自然屈曲，前后分开放置，保持两腿呈跑步姿态，两腿间用支撑垫或软枕承托上侧的肢体。小腿及双上肢用约束带约束。

（6）检查患者的脊柱处于一条水平线上，脊柱生理弯曲不变形；下侧肢体腘窝悬空，约束带避开膝外侧且距膝关节上方或者下方 5cm，以防损伤腓总神经。保证眼睛、耳郭及男性生殖器、腹股沟不受压。

3．标准俯卧位　患者面部朝下，背部朝上，保证胸腹部最大范围不受压，双下肢自然屈曲的手术体位。主要适用于头颈部、背部、脊柱后路、盆腔后路、四肢背侧等部位手术。

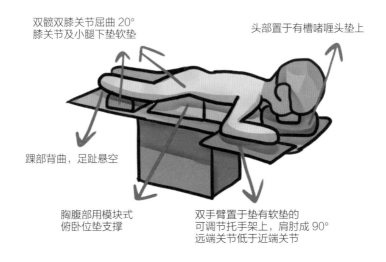

双髋双膝关节屈曲 20°
膝关节及小腿下垫软垫

头部置于有槽啫喱头垫上

踝部背曲，足趾悬空

胸腹部用模块式
俯卧位垫支撑

双手臂置于垫有软垫的
可调节托手架上，肩肘成 90°
远端关节低于近端关节

标准俯卧位需要注意：

（1）根据患者的体型和手术方式，选择适宜的体位支撑用物（头圈、腋枕、膝枕等），并置于手术床的相应位置。

（2）麻醉完成后，麻醉医生保护麻醉管路，手术室护士保护液体，医护人员共同配合，采用轴线翻身法将患者安置于俯卧位支撑用物上，妥善约束，避免坠床。

（3）根据患者的面型调整头部支撑物的宽度，将头置于头托上，保持颈椎呈中立位，维持人体正常的生理弯曲；避免压迫眼眶部眶上神经、眶上动脉、眼球、颧骨、鼻及口唇等。

（4）将前胸、肋骨两侧、髂前上棘、耻骨联合作为支撑点，使胸腹部悬空、避开腋窝，保护男性患者会阴部及女性患者乳房部不受压。

（5）将双腿置于腿架或软枕上，保持功能位，避免双膝部悬空，给予体位垫保护，双下肢略分开，足踝部垫软枕，踝关节自然弯曲，足尖自然下垂，约束带位于膝关节上 5cm 左右。

（6）将双上肢沿关节生理旋转方向，自然向前放于头部两侧或放于托手架上，高度适中，避免指端下垂，并用约束带固定且不宜过紧。肘关节处垫防压疮体位垫，避免尺神经损伤；或根据手术需要双上肢自然靠紧身体两侧，掌心向内，用布巾包裹固定。

俯卧位轴线翻身时需要至少四名医护人员共同协助完成。麻醉医生在患者头侧，保护患者头颈部及气管插管，一名医生负责翻转患者，另一名医生在手术床对面，负责接住患者，巡回护士在患者足部，负责翻转患者双下肢。同时要保证眼球及眼眶不受压；避免颈部过伸或过屈，所有的管道及心电监护连线不能受压。摆放完毕后，要逐一检查受压部位和重要器官。

不要以为就是翻个身的事儿，其实门道多着呢！

4. 标准截石位　患者仰卧于手术床中线，双腿放置于腿架上，臀部移至手术床尾下缘，最大限度地暴露会阴及肛门的手术体位。主要适用于肛肠外科、妇产科及泌尿外科部分手术。

传统截石位的摆放

患者仰卧，移动患者臀部至手术床下折部为准

双腿放于支腿架上，根据患者的身高及手术调节支腿架的高度（患者大腿长度的2/3），支腿架的角度（60°～90°）和脚托的倾斜角（注意腘窝处不要挤压）。

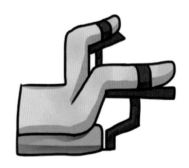

摆好体位后要把支腿架和脚托的各个轴节牢固固定，以防手术中松动：卸下床尾板。

用约束带固定小腿，松紧适宜。

标准截石位的摆放需要注意：

（1）患者仰卧于手术床中线，麻醉医生在头侧，保护患者颈部及气管插管，手术医生与巡回护士分别位于患者的左右侧，医护合作，共同将患者移至需要的位置。

（2）头下垫枕头或头圈，保持颈椎不悬空，各管道通畅不受压。

（3）在近髋关节平面放置截石位专用腿架，腿架高度为患者股骨长度

的 2/3，遵循"足尖 – 膝关节 – 对侧肩关节处于一条直线的原则"摆放双腿。做到膝关节摆正，腘窝悬空，小腿大部分贴于推托上；双下肢分开角度 < 90°，防止损伤腘窝血管、神经及腓肠肌。

（4）放下或移去床尾，必要时在臀下垫体位垫，在减轻局部压迫的同时也更好的暴露手术野。

（5）妥善固定双上肢，如上肢需外展，外展角度 < 90°，远端关节高于近端。

（6）固定妥当，防止术中移位。术中禁止任何人和物靠压患者。

（杨加彬　朱道珺）

二、循环与生命

（一）人体内血液是如何循环的？

人体的血液在身体内部循环，即体内循环。血液循环包括肺循环和体循环，肺循环将含氧气少，二氧化碳多的静脉血，通过气体交换变为含氧

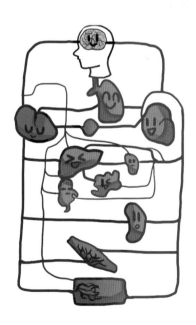

气多，二氧化碳少的动脉血，体循环则将动脉血输送到全身的组织，供这些组织利用，变为静脉血，心脏在此过程中起着泵的作用。

心脏是生命之源，如果心脏出现了问题，需要进行手术，如何才能在不停跳动的心脏上进行精细的操作呢？可是如果心脏停止了跳动，人的生命又如何得到保障呢？

为了能更好地进行心脏外科手术，体外循环技术应运而生。

（二）什么是体外循环？体外循环技术的发展如何？

体外循环是将身体内部的静脉血引流到体外，再通过人工肺进行氧合，去除二氧化碳，然后通过人工装置的心脏，输回体内动脉系统，是一种生命维持技术。

体外循环机

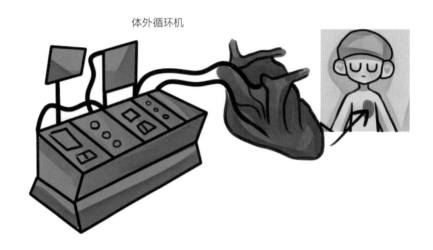

体外循环相对于体内循环而言，是身体外部的循环，是心脏外科手术的重要手段，由于人工装置取代了人体心和肺的功能，所以体外循环又称为心肺转流，体外循环机又称为人工心肺机。

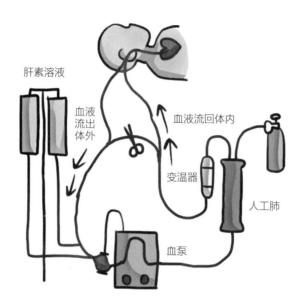

随着医学的发展，体外循环的应用范围不断扩大，除了在心脏大血管手术的运用外，在肺、脑、肝手术以及肿瘤治疗、心肺功能衰竭患者的生命支持方面也取得了瞩目的成绩，成为临床医学一门重要的技术。

常规体外循环系统示意图

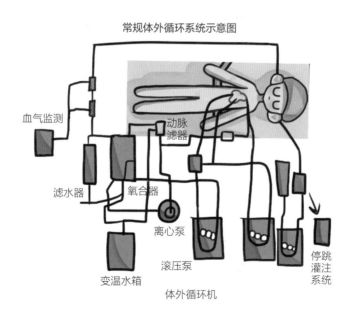

　　医疗技术在不断发展进步，各种新技术手段不断出现并应用于外科手术中，从多方面保障着人的生命与健康，哪怕心脏暂时停止了跳动，生命仍然得以延续，这是医务人员不断突破，不断创新的目标。

三、无菌与手术

　　首先让我们认识并区分一下容易与"无菌"混淆的几个概念：

　　清洁：指去除物体表面有的有机物、无机物和可见污染物的过程，清洁适用于各类物体表面，是物品消毒灭菌前的必要步骤。

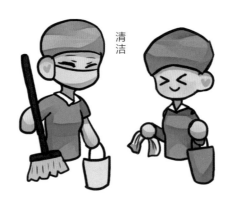

　　消毒：指清除或杀死传播媒介上病原微生物，使其达到无害化的处理。

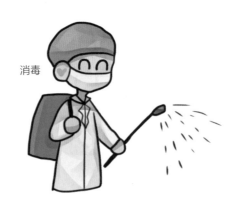

灭菌：指杀死或清除医疗器械、器具和物品上的一切微生物的处理，并达到灭菌保证水平的方法。

无菌：是指经灭菌处理且未被污染的状态，在手术室工作中所有有创性的操作所使用到的物品均为无菌的。

然后了解一下与"无菌"相关的几个专业术语：

无菌区域：指经灭菌处理且未被污染的区域。

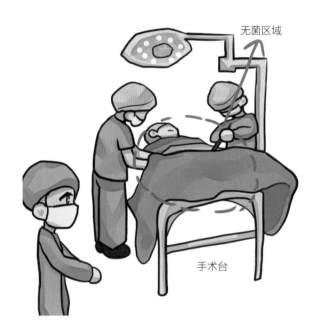

无菌物品：指通过灭菌处理后保持无菌状态的物品。

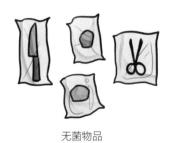

无菌物品

无菌技术：是指在医疗、护理操作中，防止一切微生物侵入人体和防止无菌物品、无菌区域被污染的操作技术。是通过清洁、消毒和灭菌等综合技术与措施，使手术环境、手术区域或局部操作部位的病原微生物尽量减少，以及所用的器械达到无菌，最大限度防止发生污染及感染，是避免手术部位感染最重要的一环。手术室部门涉及的无菌技术操作有外科手消毒、物品无菌技术、穿脱手术衣、铺无菌巾、戴无菌手套、无菌持物钳的使用以及术中无菌要求等。

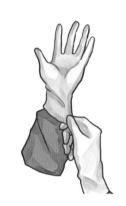

手术是外科的主要治疗方法，俗称"开刀"，是指医生用医疗器械对患者身体进行的切除、缝合等治疗，以刀、剪、针等器械在人体局部进行的操作，来维持患者的健康。目的是医治或诊断疾病，如去除病变组织、修复损伤、移植器官、改善机体的功能和形态等，是一种破坏组织完整性（切开）或使完整性受到破坏的组织复原（缝合）的操作。

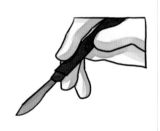

自有外科手术以来，手术人一直都在与感染作斗争，感染是外科手术最主要的并发症之一。如何预防手术感染，降低感染发生率呢？

在患者自身方面，患者做好充分的术前准备是预防手术感染的重要前提条件。除了手术前洗澡外，还有以下一些情况需要注意：

（一）手术当天早上要不要刷牙？

要刷牙，手术当天早上进行口腔清洁能有效预防呼吸道感染。

1. 在麻醉时，麻醉医生会将气管插管经口腔插入到气管中去，有效的口腔清洁，能减少口腔中细菌含量，减少细菌被插管带入呼吸道的概率，从而降低术后呼吸道感染的发生率。

2. 清新的口气也是很有必要的。

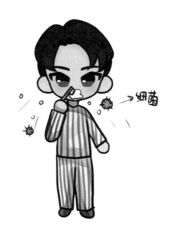

（二）手术当天需不需要洗脸？

需要洗脸。

1. 面部皮肤会正常分泌一些油脂，如果是做面部手术，面部的油脂会影响手术术前消毒，所以手术当天应该认真清洁面部皮肤，去除油脂。

2. 其他部位手术患者也应该清洗面部，因为在手术前麻醉医生会进行气管插管，管道会用胶布固定在嘴角，如果面部油脂过多，会影响管道的固定，容易造成气管导管移位或脱出，发生严重的后果。

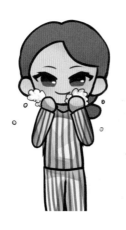

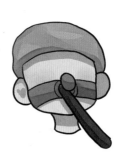

（三）洗完脸之后能不能化妆?

不能化妆。既不能涂隔离霜、防晒霜、粉底液等化妆品，也不能涂睫毛膏、眼影，不能贴假睫毛。

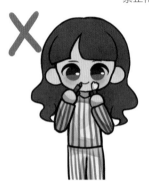

患者术前
禁止化妆

1. 化妆品可能会掩盖面部正常肤色，影响医生观察皮肤黏膜颜色而无法正确评估患者情况，不能及时发现患者病情变化，可能会导致严重的后果。

2. 通常化妆品都含有化学物质，可能会对手术室无菌环境造成影响。

所以，手术前不能化妆。

（四）手术开始前为什么要"剃毛"?

"剃毛"又叫备皮，是在保证皮肤完整性的前提下根据手术部位对手术区域的毛发进行剃除。主要是为了降低术后切口感染率，使手术视野更清晰。

1. 除了皮肤表面的病原微生物，毛发根部及毛囊中也藏有大量的细菌。对手术区域的毛发进行剃除，能有效减少体表细菌的数量，再通过手

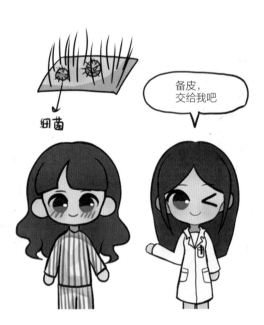

术部位的皮肤消毒，达到更好的消毒效果。

2．手术部位毛发过多，会妨碍外科医师对手术视野观察，影响手术操作。

所以，手术前"剃毛"很有必要。

（五）手术前为什么要喝洗肠液？

目的是清洁肠道，为胃肠道手术做肠道准备，从而减少术中手术部位的污染，预防术后切口、吻合口感染以及吻合口瘘等并发症。

肠道中含有大量的细菌，约占粪便比例的1/3。

1．需要进行胃肠道手术的患者，术前1~3天会进行肠道清洁，将肠腔内的大便排空。喝洗肠液就是其中一种清洁方法，洗肠液能使大便软化，促进粪便排出，直至大便呈水样，无粪渣即可。

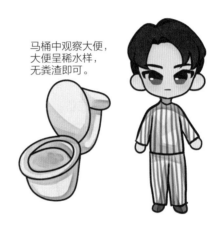

马桶中观察大便，大便呈稀水样，无粪渣即可。

2．洗肠液种类较多，口感不一，口服洗肠液之后可能会感到恶心、腹胀，如果不适感严重，需要及时告知医生。

3．除了喝洗肠液，还会根据病情需要，遵医嘱口服抗生素，目的是抑制肠道细菌的繁殖，降低术后感染的概率。

4．非胃肠道手术的患者，术前也记得要排空大小便哦！

除了患者准备外，手术室的工作人员也需要为手术做好术前准备，预防手术感染，降低感染风险，保证手术顺利、安全地进行。

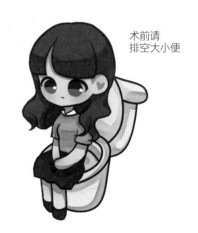

术前请排空大小便

（六）手术室人员需要做哪些准备呢?

1. **自身准备** 医务人员在进入手术间之前，需要修剪指甲，摘除耳环、戒指等首饰，更换干净洗手衣，穿手术室专用拖鞋，戴手术帽和外科口罩；手术人员还应做好外科手消毒、穿无菌衣、戴无菌手套等自身准备。

2. **环境准备** 日常实行动态监测，检测手术室空气中细菌菌落总数，符合国家标准后，手术间方可开放使用；开启层流机组，确保手术间内环境整洁、无尘、无污染；调节适宜的温湿度。

3. **物资准备** 手术用物均应在有效期内，并要求清洁干燥，术中用物必须灭菌合格。

4. **器械准备** 手术用器械必须消毒灭菌合格，并在有效期内。

充分的术前准备是手术顺利进行的重要前提条件。

术前做好了充分准备，是远远不够的，术中的预防措施更为重要。

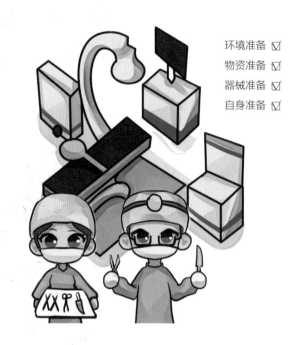

环境准备 ☑
物资准备 ☑
器械准备 ☑
自身准备 ☑

（七）术中又有哪些措施来预防手术感染呢?

1. 保持手术间内环境干净整洁、温湿度在正常范围内，控制非手术人员数量，减少走动，避免空气中有菌微粒飞扬，污染手术间环境。

2. 在手术部位消毒后，用无菌布类覆盖手术切口周围，形成无菌屏障。局麻手术时，请嘱咐患者不要随意乱动或触碰手术部位，以免污染。

3. 保持无菌巾或无菌区域清洁干燥，一旦浸湿立即更换或加层。

4. 手术台上人员所穿无菌衣、无菌手套等若有污染，及时更换。

5. 术中避免面对无菌区谈笑、咳嗽、打喷嚏等。

6. 保证手术台上器械、设备、耗材等手术用物无菌，无菌物品放置于无菌区域内。若手术用物污染或可疑污染，均视为有菌物品，术中不予使用。

7. 术中传递器械应从手术人员的胸前传递，不可从术者身后或头部传递，必要时可从术者上臂下传递，但不得低于手术台的边缘。

8. 接触过肿瘤及空腔脏器内部的污染器械放于固定容器内，与其他器械区分开。

术中需严格遵循无菌技术的操作原则及规程，强化无菌观念，降低感染风险。

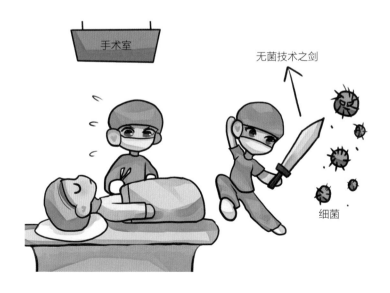

　　如果术后不做好相应处置，感染风险仍然存在。手术间完成每一台手术后，都需要进行清洁、消毒，每日手术后需要进行彻底清洁。每台手术后的废弃物需要按照相关规定进行分类及转运。手术结束后的正确处理是下台手术术前充分准备的开始，也是预防感染的关键措施之一。

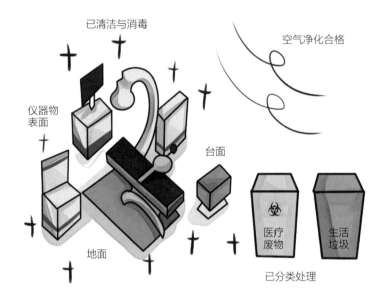

（王辰　安晶晶）

参考文献

[1] 周春美，陈焕芬. 基础护理技术 [M]. 北京：人民卫生出版社，2019.

[2] 周春美，张连辉. 基础护理学 [M]. 3 版. 北京：人民卫生出版社，2014.

[3] 姜安丽. 新编护理学基础 [M]. 2 版. 北京：人民卫生出版社，2016.

[4] 黄剑琴，彭嘉琳，杨会英. 老年人照护技术手册 [M]. 4 版. 北京：中华医学电子音像出版社，2014.

[5] 李辉. 基础护理 [M]. 北京：高等教育出版社，2018.

[6] 李小寒，尚少梅. 基础护理学 [M]. 6 版. 北京：人民卫生出版社，2017.

[7] 陈云飞，赵卿. 护理学基础 [M]. 北京：人民卫生出版社，2018.

[8] 蒙雅萍，李玲. 护理学基础实训与学习指导 [M]. 北京：人民卫生出版社，2015.

[9] 李映兰，王爱平. 护理综合实训 [M]. 北京：人民卫生出版社，2018.

[10] 李丽娟. 基础护理技术操作指导及评分标准 [M]. 北京：人民卫生出版社，2009.

[11] 李小寒，尚少梅. 基础护理学 [M]. 6 版. 北京：人民卫生出版社，2018.

[12] 李丽娟. 基础护理与技术 [M]. 2 版. 北京：中国医药科技出版社，2019.

[13] 姜小鹰. 护理学综合实训 [M]. 北京：人民卫生出版社，2012.

[14] 章晓幸. 护理学基础 [M]. 北京：高等教育出版社，2010.

[15] 徐小兰. 护理学基础 [M]. 北京：高等教育出版社，2010.

[16] 姜安丽. 新编护理学基础 [M]. 北京：人民卫生出版社，2006.

[17] 张荣，李钟峰. 急危重症护理学 [M]. 北京：中国医药科技出版社，2015.

[18] 张波，桂莉. 急危重症护理学 [M]. 3 版. 北京：人民卫生出版社，2012.

[19] 福建省护理质量控制中心. 静脉治疗护理技术操作标准化程序 [M]. 北京：化学工业出版社，2017.

[20] 李小寒，尚少梅. 基础护理学 [M]. 6 版. 北京：人民卫生出版社，2017.

[21] 张连辉，邓翠珍. 基础护理学 [M]. 4 版. 北京：人民卫生出版社，2019.

[22] 于浩. 基础护理实训指导 [M]. 北京：国家行政学院出版社，2017.

[23] 熊云新，叶国英. 外科护理学 [M]. 4 版. 北京：人民卫生出版社，2019.

[24] 李乐之，路潜. 外科护理学实践与学习指导 [M]. 6 版. 北京：人民卫生出版社，2018.

[25] 崔焱，仰曙芬. 儿科护理学 [M]. 北京：人民卫生出版社，2017.

[26] 张玉兰. 儿科护理学 [M]. 北京：人民卫生出版社，2018.

[27] 金庆跃. 助产综合实训 [M]. 北京：人民卫生出版社，2019.

[28] 张玉侠. 实用新生儿护理学 [M]. 北京：人民卫生出版社，2020.

[29] 郭锦丽，王香莉. 专科护理操作流程及考核标准 [M]. 北京：科学技术文献出版社，2017.

[30] 王华珍，赖敏贞. 50 项护理技术操作流程评价与试题集 [M]. 广州：广东经济出版社，2007.

[31] 吴欣娟. 基本外科护理工作指南 [M]. 北京：人民卫生出版社，2016.

[32] 杨辉. 新编 ICU 常用护理操作指南 [M]. 北京：人民卫生出版社，2015.

[33] 田永明，廖燕. ICU 护理手册 [M]. 北京：科学出版社，2015.

[34] 王欣然，孙红，李春燕. 重症医学科护士规范化操作指南 [M]. 北京：中国医药科技出版社，2016.

[35] 朱晓艳，张清媛. 胸腔闭式引流一次性水封瓶更换时间的探讨 [J]. 护理实践与研究，2011，8（10）：16–18.

漫话
手术室

临床护理健康教育指导丛书

漫话骨科疾病

漫话神经内科疾病

漫话神经外科疾病

漫话手术室

漫话精神疾病

漫话肿瘤科疾病

漫话内分泌代谢性疾病

漫话老年人安全照护

漫话疾病康复

漫话呼吸科疾病

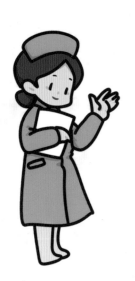

策划编辑　郭　帅

责任编辑　郭　帅

书籍设计　姚依帆

人卫智网
www.ipmph.com
医学教育、学术、考试、健康，
购书智慧智能综合服务平台

人卫官网
www.pmph.com 人卫官方资讯发布平台

关注人卫健康
提升健康素养

ISBN 978-7-117-32036-8

9 787117 320368

定　价：40.00 元

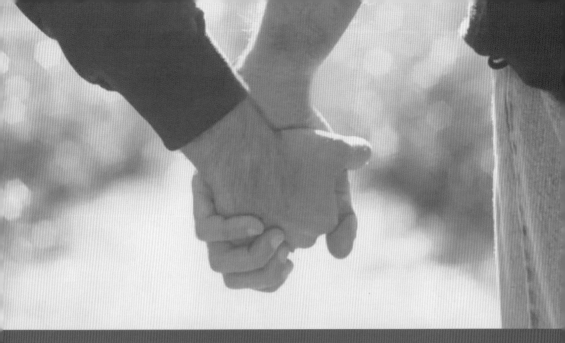

艾滋病病毒暴露前预防

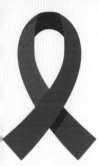

社区组织指导手册

主 编 ◎ 张福杰 王 辉

人民卫生出版社